Was das Herz begehrt

EDEL

FELIX SCHRÖDER mit Nina Weber

WAS DAS HERZ BEGEHRT

Wie wir unser wichtigstes Organ bei Laune halten

EDEL

Inhalt

Vorwort

Unser Herz. Es ist nicht nur der Motor unseres Körpers und sorgt dafür, dass alle Organe zu jeder Zeit optimal versorgt sind, es ist auch untrennbar mit unseren Gefühlen verknüpft. Dass es zum Beispiel vor Freude hüpft, sagen wir nicht nur, wir fühlen es auch. Wenn uns etwas bedrückt, haben wir etwas auf dem Herzen. Wer geizig ist und gemein, der hat wohl ein Herz aus Stein, oder gleich gar kein Herz. Geliebte Menschen haben immer einen Platz in unserem Herzen oder sind uns sogar ans Herz gewachsen. Was uns sehr wichtig ist, liegt uns am Herzen. Wenn wir etwas (zu) nah an uns heranlassen, nehmen wir es uns sehr zu Herzen. Und werden wir verlassen, bricht uns das Herz.

Bevor ich anfange, Ihnen mehr über diese Wundermaschine zu erzählen, die in unserer Brust arbeitet und niemals Pause macht, wollen Sie sicher wissen, weshalb mir das Herz so sehr am Herzen liegt, dass ich es studierte und zum Mittelpunkt meines Berufs machte. Das geschah zwar nicht unter so dramatischen Umständen wie bei einem Kollegen, der als Achtjähriger hilflos mit ansehen musste, wie sein Vater während eines gemeinsamen Waldausflugs den Herztod starb und für den diese Erfahrung der Machtlosigkeit das Motiv war, Rettungssanitäter und Arzt zu werden, aber ich will Sie trotzdem nicht rätseln lassen, wer Ihnen hier etwas zum Besten gibt.

In der Schule gehörte ich zu diesen oft bestaunten und manchmal auch gehassten Exemplaren, denen Mathematik und Naturwissenschaften leicht fielen. Sie machten mir einfach Spaß, auch wenn das vielen Menschen ein Rätsel ist. Zuerst wollte ich Physik oder Ingenieurwesen studieren – nicht obwohl, sondern gerade weil gefühlte 70 Prozent meiner näheren Verwandten Ärzte waren. Aber irgendwann siegte dann doch die Vertrautheit mit medizinischen

Themen und die Faszination der Medizin über das trotzige »Ich will aber was anderes machen als die anderen«.

Ausschlaggebend war für mich aber letztlich der Zivildienst in der Unfallchirurgie einer Uniklinik. Hier habe ich zwar nicht in der Kardiologie gearbeitet, aber im direkten Kontakt mit Menschen. Außerdem fiel mir sehr schnell auf, dass man als Arzt wenig über die Sinnhaftigkeit seiner Tätigkeit nachdenken muss. Hinzu kommt, dass man zwar ein hohes Arbeitspensum hat, aber dafür mehrmals täglich ein aufrichtiges und ehrliches »Dankeschön« hört. Das gefiel mir. Gleichzeitig musste ich bei näherer Betrachtung feststellen, dass Ingenieure häufig in der Prozessoptimierung arbeiten und somit oft dazu beitragen, Arbeitsplätze abzubauen – etwa, wenn sie die automatisierte Fließbandproduktion in einer Autofabrik optimieren und so dazu beitragen, dass einige Leute vom Fließband in die Arbeitslosigkeit geschickt werden. Das gefiel mir nicht.

Im Medizinstudium musste ich allerdings überrascht feststellen: Die Herzheilkunde ist nicht besonders gefühlsbetont. In den Vorlesungen geht es um Druckverhältnisse, Auswurfvolumina und Sauerstoffsättigungen. In der Klinik reparieren Ärzte dann kaputte Klappen und fegen verstopfte Leitungen frei. Kardiologie hat in dieser Hinsicht dann doch erstaunlich viel mit dem Ingenieursberuf gemein. Letztlich ausschlaggebend dafür, dass ich mich für die Kardiologie entschied, waren jedoch die wirklich beeindruckenden Möglichkeiten, die vielen verschiedenen Herzerkrankungen mittels moderner Technik zu behandeln. Ein kleiner Stich in eine Arterie reicht aus, um Instrumente über einen kleinen Schlauch, Katheter genannt, zum Herzen vorzuschieben und so lebensbedrohliche Herzinfarkte oder Klappenerkrankungen zu behandeln. Für mich ist das nicht der schlechteste Kompromiss zwischen meiner Neigung zu Naturwissenschaft und Technik und meinen Erfahrungen aus dem Zivildienst. Denn als Arzt merke ich immer wieder

ganz unmittelbar, wie stark unsere Gefühle auch das Herz beeinflussen. Ein Beispiel: Ein 40-jähriger Mann wird mit einem starken
Druckgefühl und Schmerzen in der Brust in die Notaufnahme eingeliefert. Verdacht auf Herzinfarkt. Schnell eilen alle herbei, erste
Befragung, Abtasten, Abhorchen, Blutentnahme, Schnellanalyse
der Herzwerte, Elektrokardiogramm: alles unauffällig. Auch späte-
re Laborergebnisse entsprechen ganz der Norm. Lediglich der Blutdruck ist erhöht, bei 160 zu 90. Auch das ist keine Besonderheit,
schließlich ist der unfreiwillige Besuch in der Notaufnahme eine
stressige Situation für den Mann. Risikofaktoren für Herzerkrankungen weist er nicht auf, im Gegenteil, er ist schlank und sportlich aktiv. Wo also liegt das Problem? In einer ruhigen Minute
schüttet der Mann mir schließlich sein Herz aus: Am vorigen Tag
hat ihn seine Frau verlassen. Die beiden gemeinsamen Kinder hat
sie mit zu den Schwiegereltern genommen. Die Scheidung droht.
Der Mann ist ratlos, einsam, wütend, verzweifelt. Und diese Ge-
fühlslage macht sich bei ihm am Körper, genauer am Herzen bemerkbar. Der Fachbegriff dafür ist *Somatisierung*, also die Verkör-
perlichung seelischer Beschwerden. Diese Reaktion des Körpers
auf einschneidende Erlebnisse wird wahrscheinlich dazu beigetragen haben, dass Homer meinte, die Seele habe ihren Sitz im Brustkorb.

Solche Erlebnisse gehen auch mir zu Herzen, das spüre ich dann
selbst sehr intensiv und nehme natürlich nicht selten auch derartige Erfahrungen mit nach Hause. Dann frage ich mich, ob die
emotionale Rolle, die das Herz für uns spielt, nicht stärker Teil der
Medizinerausbildung sein sollte. Ich wäre jedenfalls gerne besser
darauf vorbereitet worden, wie oft Menschen sich etwas so sehr zu
Herzen nehmen, dass sie davon krank werden – und dass ich bei
der Diagnose auch darauf achten sollte und nicht nur auf das, was
die Geräte und Laborwerte anzeigen. Zumal man ja längst weiß, dass
die Psyche eine entscheidende Rolle im Heilungsprozess spielt.

Aber ob wir nun die technische oder die emotionale Seite betrachten: In unserem Alltag kommen die Bedürfnisse des Herzens oft zu kurz. Stress, Lärm, ungesunde Ernährung, Bewegungsmangel: Zusammen ergeben sie einen schädlichen Cocktail, der das Herz krank werden lässt. Dabei ist das Herz eigentlich ein anspruchsloses Organ. Es schlägt unser Leben lang ohne Pause und freut sich sogar, wenn es immer wieder besonders hart arbeiten darf. Sport sorgt nicht nur dafür, dass das Herz kräftig bleibt. Er regt auch den Körper an, neue Blutgefäße wachsen zu lassen. Von diesen Nebenstraßen, auch natürliche Bypässe genannt, kann unsere Pumpe ganz besonders profitieren, falls einmal Teile der das Herz versorgenden Herzkranzgefäße verstopft sein sollten. Auch die Ernährung und die Psyche beeinflussen, wie gut es dem Herzen und unseren Gefäßen geht.

Wie genau, das erfahren Sie in den folgenden Kapiteln. Keine Angst, ich möchte mit diesem Buch nicht missionieren. Drei- oder fünfmal die Woche Sport treiben, Gemüse statt Grillwurst essen – das sind natürlich Vorschläge, die gut fürs Herz sind. Aber Sie müssen selbst entscheiden, in welchem Maß sie auch gut für Sie sind. Was ich allerdings unbedingt möchte: Ihnen Ihr Herz ans Herz legen. Denken Sie manchmal an seine Bedürfnisse. Es wird es Ihnen danken!

Kapitel 1

Mit einem Blutstropfen auf Reisen

Das Herz ist ein wahres Arbeitstier. Jeder Chef würde es sich wohl als Mitarbeiter wünschen. Unser gesamtes Leben hindurch schlägt es, um das Blut im Körper in Bewegung zu halten. Schlaf, Mittagspause, 35-Stunden-Woche, Sommerferien – das alles kümmert das Herz nicht, es ist in jeder Minute unseres Lebens aktiv. Und trotz oder vielleicht gerade wegen dieser Dauerleistung bekommt das Herz, das ja ein Muskel ist, niemals Muskelkater!

Die Aufgabe des Blutes – und damit des Herzens – ist es, alle Körperzellen mit Sauerstoff zu versorgen. Denn nicht nur unsere Lunge, sondern jede einzelne unserer Zellen benötigt Sauerstoff zum Leben – und »atmet« deshalb. Manche Bereiche unseres Körpers können allerdings länger die Luft anhalten als andere. Die Nieren beispielsweise kommen zur Not etwa 40 Minuten lang ohne Sauerstoff aus, ohne dauerhaft Schaden zu nehmen. Und unsere Knochen sind die reinsten Apnoetaucher: Ein paar Stunden Luftanhalten stecken sie locker weg. Andere Organe sind nicht so robust. Am empfindlichsten ist das Gehirn. Schon nach drei bis fünf Minuten ohne Sauerstoff erleidet es irreparable Schäden. Weil all unsere Zellen atmen müssen, legt das Herz also niemals eine längere Pause ein. Auch nicht, wenn wir bloß sitzen und lesen. Oder schlafen. Selbst in diesen entspannten Situationen schlägt das Herz etwa 60 bis 80 Mal in der Minute, das ist der normale Ruhepuls. Gut trainierten Sportlern reichen auch 40 Schläge: Ihr Herz befördert mehr Blut pro Schlag. Wer seinen achtzigsten Geburtstag feiert, kann gleichzeitig ein zweites Jubiläum begehen: Das Herz hat zu diesem Zeitpunkt rund drei Milliarden Mal geschlagen, also 3 000 000 000 Mal. Dabei hat es schätzungsweise 210 Millionen Liter Blut durch jede seiner Kammern geschleust. Damit könnte man gut 80 Olympiaschwimmbecken füllen – und das alles durch einen nur faustgroßen Muskel. Und um diesen beeindruckenden Muskel verstehen zu können, müssen wir einmal alles grundlegend verstehen – das wird in diesem Kapitel passieren.

Rote Blutkörperchen: Live fast, die young

Um die Arbeit unseres Herzens und Blutes besser verstehen zu lernen, begleiten wir einmal einen Blutstropfen auf seiner Reise durch unseren Körper. In durchschnittlich einer Minute dreht er eine Runde von der Lunge über das Herz zu seinem Ziel im Körper und wieder zurück zur Lunge.

Betrachten wir zunächst den Tropfen selbst – ein faszinierender Mikrokosmos, der mich immer wieder zum Staunen bringt. Nur gut die Hälfte davon ist Flüssigkeit, das Blutplasma. Darin treiben die verschiedenen Arten von Blutzellen: die roten und weißen Blutkörperchen sowie die Blutplättchen, die sogenannten *Thrombozyten*. Und so sehen sie aus:

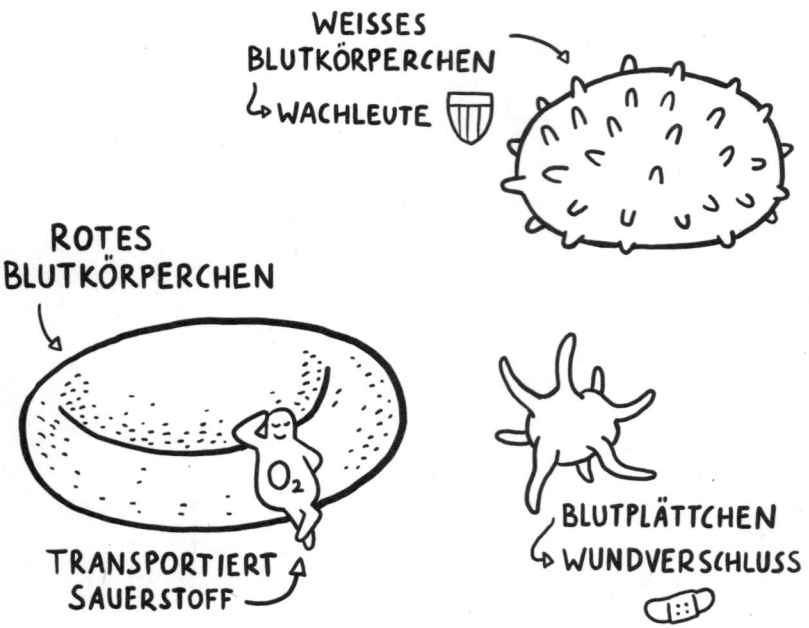

WEISSES
BLUTKÖRPERCHEN
↳ WACHLEUTE

ROTES
BLUTKÖRPERCHEN

O₂

TRANSPORTIERT
SAUERSTOFF

BLUTPLÄTTCHEN
↳ WUNDVERSCHLUSS

Die roten Blutkörperchen transportieren Sauerstoff; ihnen widmen wir uns ebenso wie den weißen Blutkörperchen gleich ausführlicher. Die Blutplättchen sorgen dafür, dass wir nicht verbluten, wenn wir uns verletzen. Sie sind sozusagen die Rettungssanitäter des Körpers: Sie rasen zum Unfallort, also der Wunde, und heften sich dort an. Sie vernetzen sich mit weiteren Blutplättchen, bis sie einen festen Klumpen bilden, der die Verletzung verschließt. Unterstützung erhalten sie dabei von sogenannten Gerinnungsfaktoren im Blut, das sind hilfreiche Eiweiße, die das Blut fest werden lassen. Leider können solche Klumpen auch ohne äußere Verletzung entstehen und Gefäße zum Teil oder ganz verstopfen – das heißt dann Thrombose oder Infarkt und ist lebensgefährlich. Aber auch dazu komme ich später ausführlicher.

Quizfrage:

Würde man alle roten Blutkörperchen, die ein Mensch im Körper hat, in einer Linie aneinanderreihen, wie weit würden sie reichen?

a) Von Hamburg bis Rom.

b) Einmal um die Erde.

c) Mehr als die halbe Strecke zum Mond.

(Antwort auf der nächsten Seite)

Die weißen Blutkörperchen, von denen es einige verschiedene Arten gibt, gehören zum Immunsystem. Wie unsere Bundespolizei oder der Grenzschutz patrouillieren sie ständig durchs Blut und halten nach Eindringlingen Ausschau. Sobald sie welche entdecken, schlagen sie Alarm und greifen an. Einige von ihnen verteilen anschließend sogar eine Art Steckbrief, damit man sich von diesem Eindringling nicht noch einmal überrumpeln lässt.

Allein in unserem einen Tropfen, der bloß einen Milliliter umfasst, finden sich unfassbar viele Zellen: rund fünf Milliarden rote

Antwort c) ist richtig: Alle 25 Billionen roten Blutkörperchen in einer Reihe würden eine gut 180 000 Kilometer lange Schnur bilden – das ist mehr als die halbe Strecke bis zum Mond, der rund 384 000 Kilometer von der Erde entfernt ist.

Blutzellen, 200 Millionen Blutplättchen und fünf bis zehn Millionen weiße Blutkörperchen.

Wenn wir das auf das gesamte Blut hochrechnen, kommen wir auf 25 Billionen rote Blutkörperchen. Mit ihrer typischen Form – oval, abgeflacht, mit höherem Rand – erinnern sie ein bisschen an Schlauchboote. Und das ist gar nicht so unpassend. Denn diese Zellen sind die Fähren in unserem Blutsystem. 25 000 000 000 000 kleine Sauerstoff-Fähren.

Damit sind 80 Prozent all unserer Körperzellen rote Blutkörperchen. Wie kann das überhaupt sein? Eine 65 Kilogramm wiegende Frau zum Beispiel hat nur um die fünf Liter Blut im Körper, das sind knapp acht Prozent ihres Körpergewichts. Das kann doch unmöglich vier Fünftel ihrer Zellen enthalten! Doch, es kann. Die Erklärung: Selbst im Vergleich zu anderen Körperzellen – alles keine Riesen – sind die roten Blutkörperchen Zwerge. Nur etwa sechs bis acht Mikrometer Durchmesser haben sie, in der Mitte sind die roten Blutzellen etwa einen Mikrometer dick, am aufgestülpten Schlauchbootrand sind es zwei Mikrometer. (Ein Mikrometer, das sind 0,001 Millimeter, also ein Tausendstel eines Millimeters.) Um sich das besser vorzustellen: Ungefähr zehn bis fünfzehn rote Blutkörperchen nebeneinander wären nicht dicker als eines Ihrer Haare. Dagegen ähnelt eine Leberzelle einer Art Karton mit einer Seitenlänge von 20 bis 30 Mikrometern, in dem locker 250 rote Blutzellen Platz hätten. Und Fettzellen bringen es zum Teil auf einen Durchmesser von über 100 Mikrometern – der Name ist Verpflichtung. In eine einzige Fettzelle passen also ungefähr 10 000 rote Blutkörperchen.

Die Sauerstoff-Fähren sind dagegen so weit abgespeckt, dass sie nicht einmal einen Zellkern mit Erbgut enthalten. Außerdem leben sie nur etwa 120 Tage. Das bedeutet wiederum, dass in jeder einzelnen Minute etwa 140 Millionen rote Blutzellen frisch aus dem Knochenmark kommen, um jene zu ersetzen, die in dieser Minute absterben. Doch nun auf zu unserer Rundreise!

Startlinie: Lungenflügel

Die Fahrgäste unserer roten Fähren sind Sauerstoffmoleküle. Sie steigen in der Lunge ein, wenn der Tropfen durch ein feines Blutgefäß schießt, das auch Kapillare genannt wird. Immer wenn wir einatmen, strömt – neben anderen Gasen – Sauerstoff durch die sich immer feiner verästelnden Atemwege hinein in winzige Bläschen, die *Alveolen*. Im Inneren sehen die Lungen wegen dieser Bläschen aus wie ein Schwamm.

Man schätzt, dass sich in der menschlichen Lunge mindestens 300 Millionen Alveolen befinden. (Genau nachgezählt hat aber noch keiner.) Bläht sich eine Alveole nach dem Einatmen auf, kann sie einen Durchmesser von einem Viertelmillimeter erreichen. Beim Ausatmen schrumpft sie auf ein Fünftel davon zusammen. Die Schwammstruktur mit den unzähligen kleinen Bläschen dient dem Zweck, dass wir mit jedem Atemzug möglichst viel Sauerstoff aufnehmen. Dafür muss die Fläche, an der sich Atemluft und Blut begegnen, möglichst groß sein. Grob geschätzt umfasst die Oberfläche aller Alveolen in einer Lunge um die hundert Quadratmeter – auf diese Grundfläche kommt manche Dreizimmerwohnung nicht!

Nur eine extrem dünne Wand trennt das vorbeifließende Blut in den Kapillaren von der Luft in den Alveolen. Für die Fahrgäste stellt diese Wand kein Hindernis dar: Die Sauerstoffmoleküle wan-

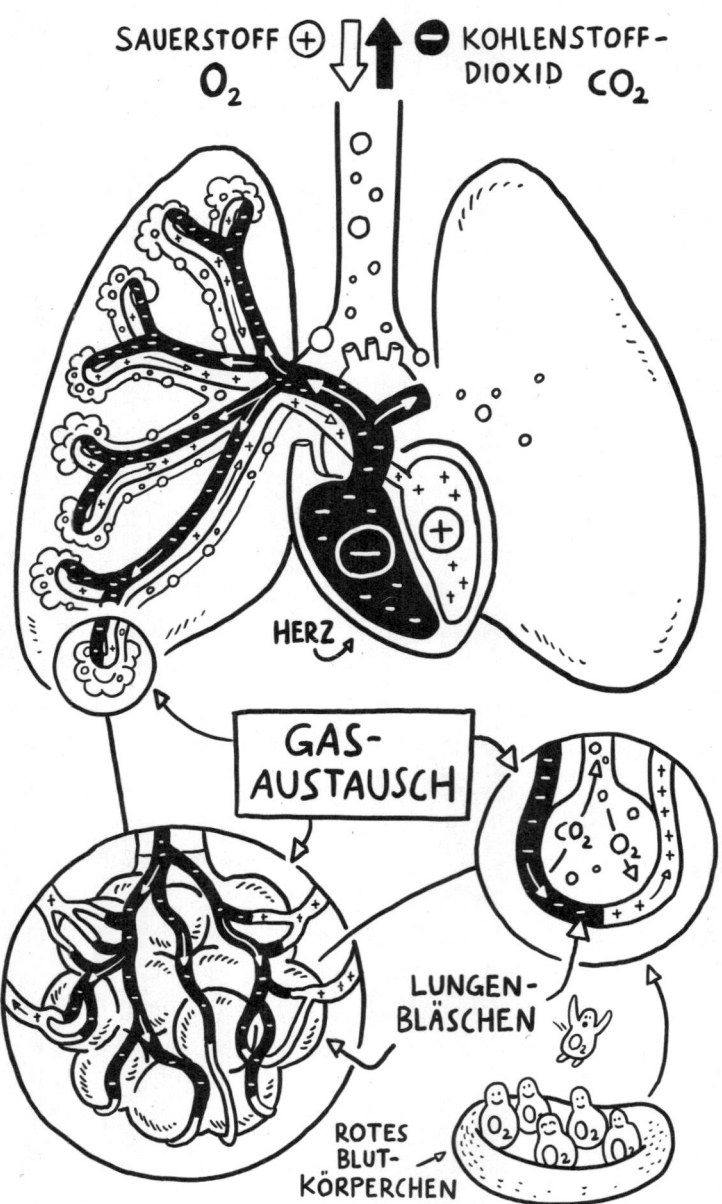

SAUERSTOFF ⊕ KOHLENSTOFF-DIOXID CO₂

O_2

CO_2

HERZ

GAS-AUSTAUSCH

CO_2 O_2

LUNGEN-BLÄSCHEN

O_2

ROTES BLUT-KÖRPERCHEN

O_2 O_2 O_2

dern einfach hindurch – wie Harry Potter und seine Freunde, wenn sie den Zug nach Hogwarts auf Gleis 9¾ erreichen wollen. Aber warum will der Sauerstoff mit dem Kopf durch die Wand? Er folgt einem Naturgesetz, das die Ausgeglichenheit als höchstes Ziel hat. Während in der eingeatmeten Luft viel Sauerstoff zu finden ist, ist er im gerade heranströmenden Blut Mangelware. Also geht es ab durch die Wand für unsere auf Ausgleich bedachten Passagiere.

Damit die Reisenden schnell einsteigen können, haben die Fähren speziell angefertigte Sitze. So wie man selbst auf Reisen gern gemütlich und sicher sitzt, so mag es auch der Sauerstoff. Die kleinen Fähren verwenden als Sitz das Modell *Hämoglobin*. Dieses Molekül enthält Eisen – und übt damit eine geradezu unwiderstehliche Anziehungskraft auf den frisch eingeatmeten Sauerstoff aus. Das Hämoglobin gilt während der Fahrt in die Bereiche, wo der Sauerstoff gebraucht wird, sozusagen als Sitz samt Anschnallgurt – und es verleiht dem Blut auch die rote Farbe.

Abgesehen von ihrer Größe unterscheidet die Fähren unseres Blutsystems noch etwas anderes von den Passagierfähren auf dem Wasser: die Anzahl der möglichen Fahrgäste. Jede rote Blutzelle enthält – bei ausreichender Versorgung des Körpers mit Eisen – um die 280 Millionen Hämoglobinmoleküle, und jedes von diesen kann bis zu vier Sauerstoffmolekülen einen Platz anbieten. Bei voller Auslastung sind also mehr als eine Million Fahrgäste in einem einzigen roten Blutkörperchen unterwegs. Wenn man bedenkt, dass wir davon 25 Billionen Stück haben, wird einem schon etwas schwindelig …

Übrigens ist eine »Verkehrszählung« ein probates Mittel für uns Ärzte, um einen Eisenmangel festzustellen (der sich unter anderem in ständiger Müdigkeit äußert): Wenn zu wenig Passagiere (also Sauerstoff) auf einem roten Blutkörperchen mitreisen, enthält der Organismus zu wenig Eisen und kann deshalb zu wenig Hämoglobin bilden.

Auf ihrer Reise durch die feinen Gefäßverästelungen in der Lunge müssen die roten Blutkörperchen dann ihre Flexibilität unter Beweis stellen: Die Kapillaren haben im Durchschnitt einen Durchmesser von 7 Mikrometern (0,007 Millimeter); an den engsten Stellen sind es nur fünf Mikrometer. Wer einmal ein YouTube-Video mit einer Katze gesehen hat, die sich unter einer Zimmertür durchquetscht, der ahnt, was an diesen Engstellen los ist: Die Blutkörperchen müssen sich verbiegen, um hindurchzupassen.

In unseren Blutbahnen geht es auch im Übrigen zu wie im Straßenverkehr: Wenn es eng wird, werden alle langsamer. In den Kapillaren der Lunge kommt der Tropfen bloß mit einer Geschwindigkeit von einem Drittel Millimeter in der Sekunde voran. Im Gegensatz zum Stau wegen einer Baustelle ist das hier aber kein Ärgernis. Vielmehr haben die Sauerstoff-Fahrgäste dadurch Zeit zum Einsteigen.

Zwischenfrage: Unser Herz hat Ohren

Der Tropfen hat die Engstelle überwunden. Mehr als neun von zehn Sitzplätzen sind nun mit Sauerstoff besetzt. Man sieht das dem Blut sogar an, es ist viel heller geworden. Die Reise kann weitergehen. Nächste Station: linke Herzhälfte. Aus den vielen haarfeinen Gefäßen, den Kapillaren, fließt das Blut auf dem Weg zum Herzen in immer größer werdenden Bahnen zusammen. Am Ende sind es nur noch vier Venen, die in den linken Vorhof des Herzens münden. Er ist das Sammelbecken, in dem das Blut kurz verweilt, wenn der Weg durch die Herzklappe versperrt ist. Das gibt uns Zeit, uns kurz umzuschauen.

Denkt man sich die Arterien weg, sieht das Herz tatsächlich recht herzförmig aus: Oben wölben sich die Vorhöfe, nach unten läuft es spitz zu. Und rot gefüllt ist es ohnehin. Etwa 300 Gramm

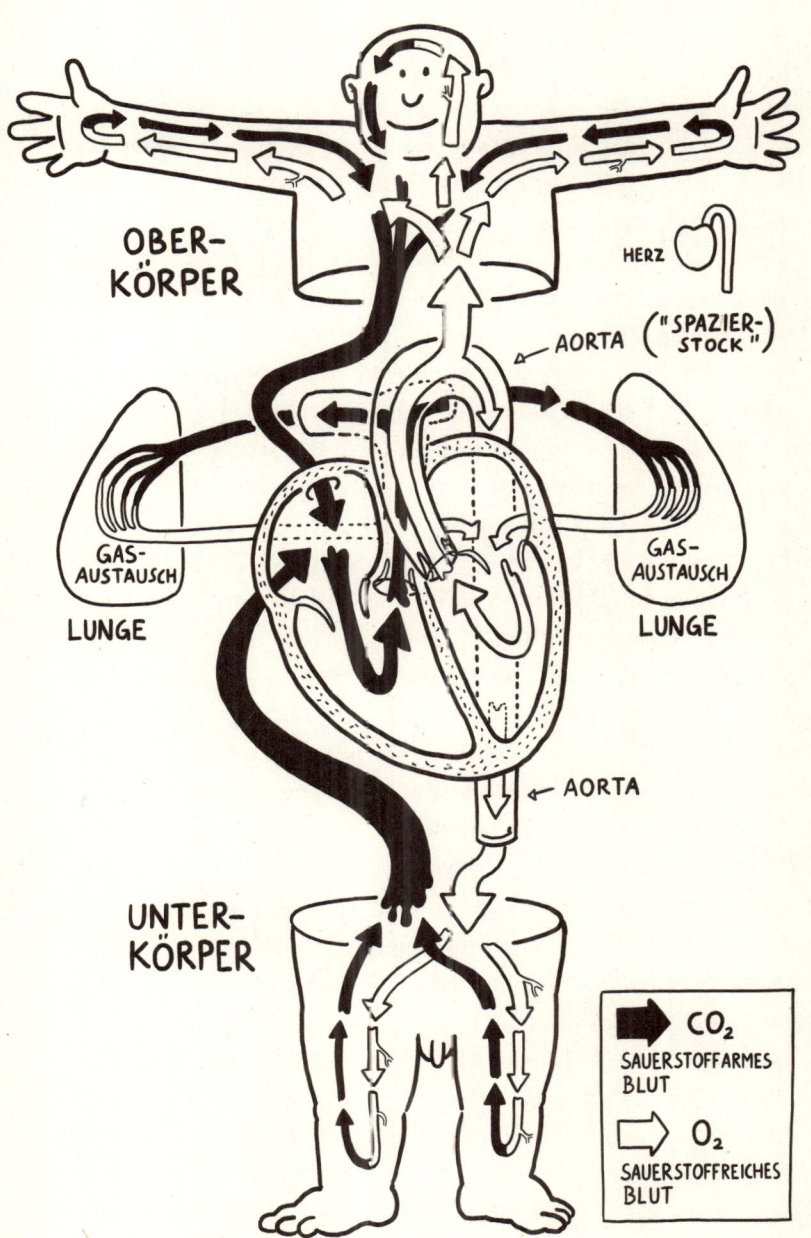

wiegt das Herz eines erwachsenen Mannes; Frauenherzen sind ein bisschen kleiner und leichter als Männerherzen. Das Organ ist immer in etwa so groß wie die geballte Faust seines Besitzers.

Und was ist das? Einige Tropfen haben es sich am oberen Rand des Vorhofs in einer Ausstülpung gemütlich gemacht. Das ist eines der zwei Herzohren, sie schmücken die beiden Vorhöfe. Kardiologen rätseln noch, welchem Zweck die Ohren dienen – zum Hören sind sie ja offensichtlich nicht da. Sind sie bloß Überbleibsel aus vergangenen Zeiten, die bei unseren frühen Vorfahren eine Aufgabe erledigten, heute aber nutzlos sind? Es gibt zumindest Hinweise, dass sie Sensoren für den Druck im Herzen sind: Falls er zu hoch ist, nehmen die Herzohren wie ein Auffangbecken zusätzliches Blut auf. Und funken dann die Nieren an, sie mögen doch bitte mehr Flüssigkeit ausscheiden, um den Druck im System zu senken. Überbracht wird diese Botschaft unter anderem mittels des Hormons ANP, das in den Herzohren produziert wird. Möglicherweise schalten sich unsere Herzohren auch ein, wenn der Druck zu gering ist. Das setzt einen Prozess in Gang, an dessen Ende wir Durst verspüren und etwas trinken, sodass wieder mehr Flüssigkeit in die Blutbahnen kommt. Bei Tieren konnte man bereits beobachten, dass Herzohren und Durst zusammenhängen.

Leider kann das linke Herzohr, das wir gerade betrachten, auch Schaden anrichten. Weil das Blut hier eine Pause einlegen und sich so längere Zeit vor der Weiterreise drücken kann, bilden sich in der Ausstülpung in manchen Fällen Gerinnsel. Dies ist vor allem ein Problem bei Menschen, die unter Vorhofflimmern leiden. Eine Gefahr wird der Blutklumpen, sobald er sich in Bewegung setzt: Dann ist das Risiko groß, dass er mit dem Blutstrom in die Adern treibt, die das Gehirn versorgen. Erreicht er ein enger werdendes Gefäß, bleibt er stecken – wie ein Lkw, der in einen zu niedrigen Tunnel fährt. Und genauso wie der Lkw legt er den gesamten Verkehr hinter sich lahm. Ein gewaltiger Unterschied besteht jedoch: Während ein Stau vor einem Tunnel meist nur dafür sorgt, dass Autofahrer Zeit verlieren, ist ein Stau in einem Hirnblutgefäß lebensgefährlich. Die besonders empfindlichen Nervenzellen werden nicht mehr mit Sauerstoff versorgt und sterben ab. Der Betroffene erleidet einen Schlaganfall.

Diesen Risiken werden wir uns später ausführlicher widmen. Nun aber zurück zu unserem Tropfen, der sich nicht ins Herzohr verirrt, sondern darauf wartet, dass sich die linke Herzklappe, von Ärzten Mitralklappe genannt, öffnet. Das passiert gerade. Kaum ist unser Tropfen in die linke Herzkammer gesaust, verschließt sich der Weg wieder hinter ihm. Die Herzklappe verhindert, dass das Blut in die falsche Richtung zurückfließt, wenn sich die Kammer anspannt und somit entleert.

Lauscht jemand mit einem Stethoskop an der Brust, hört er jetzt den ersten Herzton, ein kurzes, dumpfes Geräusch. Früher dachte man, das Schließen der Klappe würde diesen Ton hervorrufen. Klingt ja ganz logisch: Eine Tür, die in Schloss fällt, macht auch ein Geräusch. Inzwischen geht man aber davon aus, dass die plötzliche Anspannung der Herzmuskulatur das But verwirbelt und damit das Geräusch erzeugt.

Die linke Herzkammer ist jetzt prall gefüllt – rund 140 Milliliter Blut haben sich in ihr angesammelt. Ihre Nachbarin, die rechte Herzkammer, bietet derselben Menge Platz. Das mag einem wenig vorkommen. Ein mittelgroßes Glas könnte diese Flüssigkeit fassen. Aber das Herz ist ja auch kein Speicher, sondern eine Pumpe! Um das Blut aus der linken Kammer in die große Hauptschlagader und damit hinein in den Körper zu drücken, zieht sich die Herzkammer zusammen, sie kontrahiert. Zurück kann die Flüssigkeit nicht – wegen der geschlossenen Mitralklappe. Also geht es voran in die Hauptschlagader. Etwa die Hälfte des Blutes, also 70 Milliliter, schießt aus der Kammer hinaus, bevor die Kammer sich wieder zu entspannen beginnt und eine weitere Herzklappe, hier die Aortenklappe, einen Rückstrom aus der Hauptschlagader in die Herzkammer verhindert.

Auf der anderen Herzseite passiert derweil das gleiche: Die rechte Herzkammer befördert rund 70 Milliliter in die Lungenschlagader. Dem widmen wir uns ausführlicher, wenn der Tropfen dort ankommt. Ein zweiter Herzton begleitet das Schließen der Aortenklappe. Er ist etwas kürzer und heller als der erste. Bei gesunden Erwachsenen sind nur diese beiden Herztöne zu hören. Dann entspannt und weitet sich die linke Herzkammer wieder, wobei sie sich erneut mit aus dem Vorhof kommendem Blut füllt.

Das Zusammenziehen der linken Herzkammer, durch das das Blut in die Hauptschlagader – die Aorta – gepumpt wird, fühlen wir als Puls, egal ob am Hals oder am Handgelenk. Als Student habe ich meinen Professor mal ganz oberschlau gefragt, warum denn der Blutfluss im Körper so wunderbar gleichmäßig ist, obwohl das Blut vom Herzen doch stoßweise gepumpt wird. Er hat mir das dann sehr anschaulich mit dem Dudelsack-Phänomen erklärt. Viele kennen das Gefühl, irgendwann Schnappatmung zu bekommen, wenn sie einem musizierenden Schotten zusehen und zuhören – ein Blasinstrument, das ununterbrochen Töne von sich gibt, widerspricht unserer Intuition, unserer Erfahrung, kurz: den Möglichkeiten unserer Lunge. Das Geheimnis des Dudelsacks liegt darin, dass der Spieler den gleichmäßigen, ununterbrochenen Luftstrom nicht mit der Lunge erzeugt, sondern mit dem Arm. Die Atmung füllt nur – stoßweise, wie es sich gehört – das Reservoir für die Luft, nämlich den dudelnden Sack. In unserem Körper bildet dieses Reservoir die Aorta: Der Teil direkt hinter dem Herzen federt den Stoßeffekt des pumpenden Herzens ab, indem er sich bei jedem Schwall aus dem Herzen weitet und anschließend langsam wieder zusammenzieht. Das sorgt für einen gleichmäßigeren Blutfluss im Rest des Körpers. Trotzdem gibt es aber die Pulswelle, die wir ertasten können.

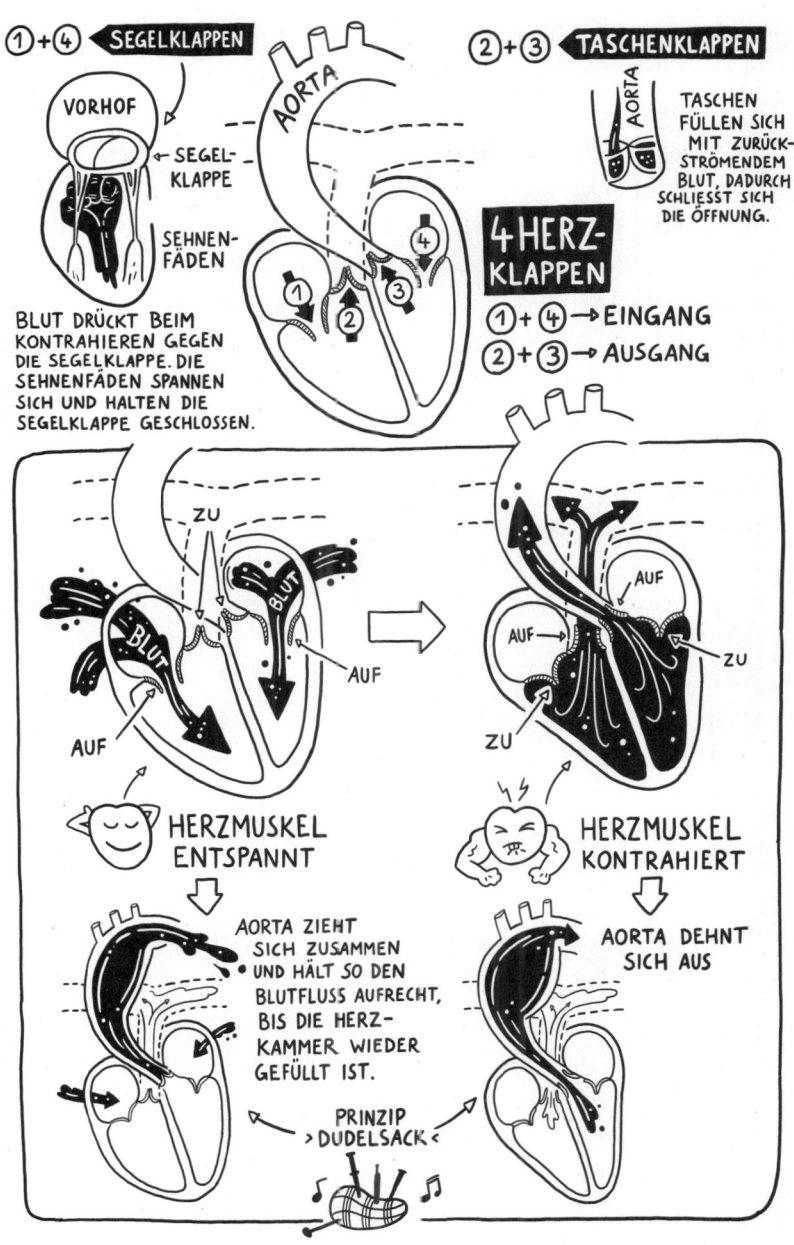

Durch den Spazierstock

Die Aorta ist die größte Arterie im Körper. Ihr Durchmesser liegt normalerweise zwischen zweieinhalb und dreieinhalb Zentimetern. Damit ist sie breiter als der Hals einer Weinflasche. Wenn wir älter werden, leiert die Aorta aus, ihr Durchmesser nimmt zu. Wird sie nur ein bisschen weiter, ist das unproblematisch. Weitet sie sich allzu stark, kann das als sogenanntes *Aneurysma* gefährlich werden. Das Ausleiern schwächt die Gefäßwände, sodass sie zu reißen drohen. Grundsätzlich kann man sich das wie bei einem Luftballon vorstellen, der irgendwann platzt, wenn er zu sehr aufgepustet wird. Bei solch einer Ruptur blutet der Betroffene innerlich. Das ist insbesondere im Fall der Aorta lebensgefährlich, da sie mit hohem Druck eine große Menge Blut transportiert. Reißt die Aorta, schießt sehr schnell sehr viel Blut in das umliegende Gewebe und der restliche Körper kann nicht mehr versorgt werden.

Quizfrage:

Die höchste Blutgeschwindigkeit im Körper wird an der Hauptschlagader nahe der Aortenklappe gemessen. Wie schnell ist das Blut hier?
a) Es würde mit einem Spaziergänger mithalten.
b) Es würde selbst einen schnellen 100-Meter-Sprinter überholen.
(Antwort auf der übernächsten Seite)

Man kann sich die Form der Aorta vorstellen wie einen altmodischen Spazierstock. Das erste Stück vom Herzen weg fließt das Blut in der Aorta nach oben, Richtung Hals. Dann beschreibt das Gefäß einen Bogen und wendet sich nach unten in Richtung des Beckens.

Obwohl es seine Aufgabe ist, das Blut durch den Körper zu pumpen, und es ständig mit Blut gefüllt ist, muss das Herz selbst auch noch mit Blut versorgt werden. Das erledigen die Herzkranzgefäße, die kurz hinterm Herzen von der Aorta abzweigen und außen übers Herz laufen. Viele Herzprobleme entstehen, wenn diese Gefäße verstopft sind und die Herzmuskelzellen nicht mehr ausreichend Sauerstoff und Nährstoffe erhalten.

Im Aortenbogen, dem Griff des Spazierstocks, trennt sich der Blutstrom weiter auf. Hier verabschiedet sich der Teil, der das Gehirn und die beiden Arme versorgen wird. In Brust- und Bauchraum werden erneut Teile des Blutes abgezwackt, sodass alle Organe beliefert werden. Im letzten Abschnitt spaltet sich die Hauptschlagader in zwei Gefäße auf, die sich im Beckenraum und den Beinen weiter verästeln und dort die Sauerstoff-Anlieferung übernehmen. Interessanterweise gibt es für diese Aufteilung der Hauptschlagader übrigens keinen einheitlichen Bauplan, sondern sehr viele Varianten, wo und wie die Gefäße sich verzweigen. Wir sind eben keine Geräte aus vereinheitlichter Massenproduktion – und trotzdem lebensfähig. Leider sind nicht alle Varianten des Gefäßbaums gleich gut – manche können gesundheitliche Probleme nach sich ziehen.

Aus unserem Blutstropfen sind inzwischen zwei kleinere geworden. Einer reist immer weiter nach unten bis in die Füße, der zweite wollte nur eine kleine Runde drehen und saust daher durch die Herzkranzgefäße. Durch diese strömen etwa fünf Prozent des zirkulierenden Blutes. Das ist ein recht großer Anteil, wenn man bedenkt, dass das Herz ja nur um die 300 Gramm wiegt, also selbst bei einer kleinen 60-Kilo-Frau nur etwa ein halbes Prozent des Körpergewichts ausmacht. Wenn man aber die enorme Leistung des Herzens betrachtet, versteht man, warum hier so viel Blut gebraucht wird.

Der erste Tropfen gelangt unterwegs in immer schmaler werdende Gefäße. Diese Kapillaren sind – wie auch die in der Lunge – viel dünner als ein Haar. Ihre Verteilung im Körper ist ganz unterschiedlich. Muskeln, die viel Sauerstoff benötigen, sind von besonders

Antwort a) stimmt: Das Blut fließt beim Gesunden mit ungefähr 130 Zentimetern pro Sekunde durch die Aortenklappe, was etwa 4,7 km/h entspricht, also der Geschwindigkeit bei einem Spaziergang.

vielen Kapillaren durchzogen. Sehnen dagegen haben nur wenige. Die Augenlinsen verfügen über gar keine, sie werden nicht durchblutet, die wenigen benötigten Nährstoffe sickern durch das Gewebe zur Linse; ebenso funktioniert es beim Knorpel in den Gelenken.

Das Gefäßsystem mit seinen großen und kleinen Bahnen gleicht einer Landkarte: mit einem dichten Straßennetz in den Städten und weniger erschlossenen Gebieten auf dem Land. Und so wie in der Stadt mehr Waren gekauft werden als auf dem Land, so nehmen auch die verschiedenen Organe und Körperregionen unterschiedlich viel Sauerstoff ab. Je mehr ein Abnehmer für den Stoffwechsel arbeitet, desto mehr Blut braucht er für eine optimale Versorgung. Anders als der Lieferant, der stets mehrere Dörfer auf seiner Route abklappert, widmen sich die roten Blutkörperchen pro Tour immer nur einem Kunden. Das Blut fließt also nicht von der Leber weiter in die Milz oder in die Beine – es hat ja bereits in der Leber Sauerstoff gegen Kohlendioxid getauscht und muss damit jetzt zurück in die Lungen. Damit alle Körperregionen ihrem Bedarf entsprechend versorgt sind, braucht es eine ausgefeilte und zugleich sehr flexible Logistik. Solange alles ruhig ist, erhalten Muskeln und Darm etwa gleich viel Blut, je rund 19 Prozent. Das verschiebt sich deutlich, wenn Sport auf dem Programm steht – oder umgekehrt Verdauung. Das Gehirn ist (hoffentlich) ständig in Betrieb und ebenfalls immer hungrig: Rund 14 Prozent des Blutes durchströmen es, damit es ihm nie an Sauer- und Nährstoff mangelt.

Die Lungen laufen bei der Verteilung des Blutes außer Konkurrenz. Sie haben ja ihren eigenen Kreislauf, den jeder einzelne Blutstropfen bei jeder Runde durch den Körper passiert. Deshalb profitieren sie stets von 100 Prozent des vom Herzen gepumpten Blutes. Allerdings enthält dieses Blut ja leider wenig Sauerstoff, da es damit erst wieder auf dem Weg durch die Lungen angereichert wird. Somit gibt es zur Sicherheit auch einige kleine Äste aus der Hauptschlagader, die das von der Lunge selbst frisch mit Sauerstoff beladene Blut wieder an sie zurückgeben. Auch der Tanklaster selbst muss schließlich ab und zu tanken.

Quizfrage:

Das Organ, durch das am meisten Blut strömt, wenn wir entspannen, wurde noch nicht genannt. Darm, Gehirn und Herz sind es nicht. Auf welches tippen Sie?

a) Haut

b) Leber

c) Nieren

(Antwort auf der nächsten Seite)

Wie steigen die Sauerstoff-Passagiere eigentlich wieder aus ihrer Fähre aus, wie gelangt der Sauerstoff aus dem Blut in die Zellen, wo er gebraucht wird? Das Gewebe entlang der Kapillaren lechzt ständig nach ihm, weil die Zellen ihn fortwährend verbrauchen. Deshalb werden viele Sauerstoffmoleküle in ihren Hämoglobin-Sitzen unruhig, erheben sich und wandern durch die Gefäßwand ins Gewebe. Das Kohlendioxid, das entsteht, wenn unsere Zellen atmen, nimmt den entgegengesetzten Weg: Es wandert aus dem Gewebe hinaus und springt in den Blutstrom – nach derselben Gesetzmäßigkeit, die den Sauerstoff in Bewegung versetzt hat. Denn im vorbeifließenden Blut ist das Kohlendioxid rarer als im Gewebe.

Die roten Blutkörperchen, die einen Großteil ihrer Sauerstoff-Kundschaft verlieren, haben bei der Rückreise in die Lunge also keine Leerfahrt: Sie nehmen nun das Kohlendioxid als Fahrgast

Antwort c) ist richtig: Durch die Nieren fließen rund 22 Prozent des Blutes, während wir uns entspannen. Zugegeben, das war eine Fangfrage. Die Nieren benötigen selbst ja gar nicht so viel Sauerstoff. Aber sie filtern Abfallprodukte und Giftstoffe aus dem Blut, die dann mit dem Urin ausgeschieden werden. Jeder Blutstropfen wird also alle vier bis fünf Minuten einmal in der Niere gereinigt. Die Leber bekommt in Ruhe rund neun Prozent des Blutes ab, die Haut lediglich sechs Prozent.

mit. Aber manche Passagiere werden auch Teil der Besatzung: Ein kleiner Teil der Blutgase, sowohl Sauerstoff als auch Kohlendioxid, taucht direkt ins Plasma ein. Ungefähr so, wie ja jedes Meer und auch sonstige Gewässer Sauerstoff enthalten, welchen die Fische mithilfe ihrer Kiemen aus der Flüssigkeit herausfiltern können. Dieser »physikalisch gelöste« Sauerstoff allein würde aber niemals reichen, um den Organismus zu versorgen – daher der Trick mit dem Hämoglobin, den ich zu Beginn unserer Rundreise beschrieben habe. Ich finde den ziemlich genial.

Von echten und falschen Blaublütern

Unser Blutstropfen hat einen Großteil seines Sauerstoffs abgegeben, deshalb färbt er sich in den Kapillaren wieder dunkler. So richtig blau wird das Blut allerdings nicht: Weder Adlige noch sonst irgendwelche Menschen sind blaublütig.

Trotzdem schimmern Venen unter der Haut blau. Warum eigentlich? Hier spielen einige Faktoren zusammen: Sowohl die Haut als auch das Blut selbst verschlucken und reflektieren Licht auf verschiedene Weise. Und wir nehmen Farben unterschiedlich wahr – eigentlich haben die Adern nämlich einen Violett- oder Purpurton, aber wenn wir sie zusammen mit heller, leicht rosiger Haut sehen, erscheinen sie uns blau. Und da der Lebensstil von Adligen sich dadurch auszeichnete, dass sie keine Arbeit im Freien verrichten mussten, also nicht der bräunenden Sonne ausgesetzt waren, identifizierte man den nur bei Hellhäutigen sichtbaren »Blaublut«-Effekt irgendwann mit der Oberschicht. Dass die Dicke der darüber liegenden Haut die Farbe mitsteuert, lässt sich leicht überprüfen. Denn ganz dicht unter der Haut liegende Gefäße erscheinen tatsächlich rot. Auch das sieht man oft: Weiten sich die Kapillaren, die unsere Wangen durchziehen, erröten wir.

Viele Tiere haben dagegen wirklich blaues Blut – Spinnen, Skorpione und Tintenfische gehören dazu. In ihrem Blut übernimmt nicht Hämoglobin den Sauerstofftransport, sondern Hämocyanin. Statt eines Eisenkerns hat es einen aus Kupfer. Ist es mit Sauerstoff beladen, ist Hämocyanin blau.

Zurück zu unserem Blutstropfen, der gerade von einer kleinen Kapillare wieder in ein größeres Gefäß gewechselt ist, in eine Vene, und sich somit auf dem Rückweg zum Herzen befindet. Wie kommt das Blut aus dem Fuß wieder nach oben bis zum Herzen? Eine zweite Pumpe in den Beinen haben wir ja nicht. Der Schwerkraft folgend müsste die Flüssigkeit eigentlich in den Füßen versacken. Aber die Bewegung unserer Muskeln, die Druck auf die Venen ausübt, trägt dazu bei, dass das Blut in die richtige Richtung fließt. Diverse Klappen, die wir schon vom Herzen kennen, sorgen zusätzlich dafür, dass nichts in die falsche Richtung zurückströmt. Und ein weiterer Trick unseres Körpers, um das Blut gegen die Schwerkraft wieder zum Herzen zu befördern, ist geradezu perfekt: Die Arterien und Venen verlaufen meist zusammen, also direkt nebeneinander. Strömt eine Pulswelle durch die Arterie, übt diese Druck auf die benachbarte Vene aus. Und da die Klappen in den Venen verhindern, dass das Blut wieder nach unten Richtung Fuß fließt, kann es dem Druck nur nach oben ausweichen, also herzwärts durch die nächste Klappe. Das Herz trägt also durch seine Pumpleistung und die entstehenden Pulswellen dazu bei, dass das Blut aus den Beinen wieder bei ihm selbst ankommt. Als ich das gelesen und verstanden hatte, erlebte ich einen jener Momente, in denen ich staunend über die Mechanismen unseres Körpers über dem Lehrbuch saß – unser Körper ist wirklich ein ausgefeiltes Wunderwerk!

Das selbstlose Herz

Der zweite Tropfen wollte ja einen kurzen Weg nehmen und fließt jetzt durch ein Herzkranzgefäß. Er hat zwar keinen langen Weg, aber erfüllt dennoch einen wichtigen Job. Denn die stets fleißigen Herzzellen müssen auch atmen. Das wird ihnen nicht gerade leicht gemacht.

Unser Herz ist nämlich ein ausgesprochen selbstloses Organ. Während es sich zusammenzieht, um den ganzen Körper mit Blut zu versorgen, herrscht solch ein Druck, dass die Herzkranzgefäße nicht ordentlich durchblutet werden. Es selbst bekommt also trotz maximaler Anstrengung nichts vom Sauerstoff ab. Nur wenn sich das Herz wieder entspannt, fließt dort das Blut, sodass die Herzzellen selbst in den Genuss von frischem Sauerstoff kommen. Es geht dem Herzen also ähnlich wie uns selbst manchmal: Wir arbeiten so viel (für die Firma, für die Familie, für die Zukunft ...), dass wir selbst dabei zu kurz kommen. Eben wie ein Herz, dass sich zu oft in der Anspannungsphase ohne eigene Durchblutung befindet.

Denn je schneller unser Herz schlägt, desto mehr Zeit verbringt es unter Anspannung. Die Phase des Zusammenziehens und Pumpens, *Systole* genannt, braucht eine gewisse Zeit. Bei Normalbetrieb sind dies etwa 350 Millisekunden. Die Höchstgeschwindigkeit legen die Nerven fest, die das Herz-Konzert orchestrieren. Sie leiten die Signale mit der atemberaubenden Geschwindigkeit von 360 Kilometer pro Stunde weiter und verkürzen so in hektischen

Phasen die Dauer der Systole auf 250 Millisekunden, also eine Viertelsekunde. Noch schneller geht nicht. Wer schon einmal versehentlich auf eine heiße Herdplatte gefasst hat, wird bestätigen können, dass Nerven einen Moment brauchen, um eine Botschaft durchzugeben: Einen Augenblick lang weiß man schon, was da grade schiefgelaufen ist und dass es gleich höllisch wehtun wird – und erst dann setzt der Schmerz ein.

Wir Ärzte haben ja einen großen Vorteil: Das beste Lehrbuch haben wir immer dabei, nämlich unseren eigenen Körper. Wir können uns leicht klar machen, wie sich ein schnell schlagendes Herz anfühlt – und dass es da eine Grenze gibt. Schneller als mit Höchstgeschwindigkeit kann es nicht schlagen, das wissen wir aus eigener Erfahrung.

Die Entspannungsphase des Herzens, in der sich die Kammern mit Blut füllen, während ihre Muskulatur erschlafft, kann zeitlich leichter beschnitten werden. Schlägt das Herz in entspanntem Tempo, befindet es sich zu einem Drittel der Zeit in der angespannten Phase, der Systole. Zwei Drittel der Zeit relaxt es in der *Diastole* und die Herzzellen können durchatmen. Muss das Herz zum Beispiel auf 170 Schläge pro Minute beschleunigen, ist es nur noch ein Drittel der Zeit in der Diastole. Bei diesem Sportpensum kann die Luft schon knapp werden! Deshalb bedankt sich das Herz nicht nur fürs Training, sondern auch für die Pause danach. Wer es übertreibt mit dem Extremsport und versucht, die Signale seines Körpers zu ignorieren, tut sich definitiv keinen Gefallen.

Das Herz ist Linkshänder

Unser Blutstropfen muss also auf einen Moment der Entspannung warten, um durch ein Herzkranzgefäß zu reisen, wo er seinen Sauerstoff abgeben und Kohlendioxid aufnehmen kann. Die notwendige Schubkraft kann jetzt nicht aus dem Herzen kommen, da dieses sich gerade in der Entspannungsphase befindet. Antrieb bekommt der Tropfen, weil sich die elastische Hauptschlagader zusammenzieht und ihn in die sich öffnenden Herzkranzgefäße drückt – Stichwort Dudelsack.

Wenn wir uns hier umschauen, sehen wir nicht nur das schlagende Herz. Sondern auch eine Art Sack, der es umgibt: den Herzbeutel. Seine Innenseite ist mit dem Herzen verwachsen. Zwischen ihr und der Außenseite liegt eine dünne, mit Flüssigkeit gefüllte Schicht. So wie das Motorenöl im Auto sorgt sie dafür, dass das Herz trotz seiner ständigen Bewegung an nichts scheuert.

Egal, welchen Weg der Tropfen auf der Reise durch den Körper genommen hat, er landet unweigerlich wieder in einer Vene und von dort aus im rechten Vorhof. Obwohl das Herz streng genommen gar nicht links in der Brust sitzt, sondern im Wesentlichen mittig hinterm Brustbein, zwischen den beiden Lungenflügeln, sind wir in Herzensangelegenheiten allesamt »Linkshänder«: Die rechte Hälfte ist nämlich die schwächere von beiden. Die linke Herzhälfte hat die anstrengendere Aufgabe, das aus der Lunge angekommene, mit Sauerstoff aufgeladene Blut durch den gesamten Körper zu pumpen. Die rechte Herzhälfte muss dagegen »nur« dafür sorgen, dass das sauerstoffarme Blut einen Abstecher durch die Lungen nimmt – ein vergleichsweise entspannter Job. Im großen Kreislauf durch den Körper herrscht übrigens zum Teil ein bis zu achtmal so großer Druck wie im kleinen Lungenkreislauf. Und »Druck« ist auch unser nächstes Stichwort.

Puls und Blutdruck

Bei unserer Reise durchs Herzkreislaufsystem werden uns zwei Werte immer wieder begegnen – Blutdruck und Puls. Mit dem Puls haben wir uns bereits beschäftigt. Er gibt an, wie oft das Herz in der Minute schlägt; man spricht deshalb auch von Herzrate oder Herzfrequenz. Strengen wir uns an, meldet der Körper dem Herzen sofort, dass es schneller pumpen soll, damit die Zellen mehr Sauerstoff bekommen. Ärzte haben eine Merkformel: Der maximale Puls sollte höchstens 220 minus das Lebensalter betragen. Eine 40-Jährige dürfte bei großen Anstrengungen also einen Wert von 180 Schlägen pro Minute erreichen. Bei einem 65-Jährigen wären 155 Schläge pro Minute der Zeitpunkt, einen Gang herunterzuschalten.

Der Blutdruck hingegen zeigt an, welcher Druck im Inneren der Arterien herrscht. Vergleichen lässt sich das mit dem Druck in einem Fahrradreifen. Der steigt, wenn man Luft hineinpumpt, und sinkt, wenn sie abgelassen wird. Nur dass in den Arterien keine Luft kreist, sondern Blut. Pumpt das Herz gerade einen Schwall Blut in die Arterien, steigt der Blutdruck an, füllt es sich selbst mit Blut, sinkt er etwas ab. Deshalb messen Ärzte immer zwei Blutdruckwerte, den systolischen (während der Anspannungsphase) und den diastolischen (während der Entspannungsphase). Auch die Gefäße selbst beeinflussen den Blutdruck: Weiten sie sich, fällt er ab – das Blut hat dann ja mehr Platz. Verengen sie sich, steigt er an. Zugegeben: Das ist Physik. Aber für jeden, der mal ein Fahrrad aufgepumpt hat, hoffentlich leicht verständlich!

Blutdruck und Puls steigen nicht unbedingt in gleichem Maße an. Während das Herz zum Beispiel beim Sport seine Schlagzahl verdoppeln kann, ist es möglich, dass der Blutdruck nur vergleichsweise wenig ansteigt.

Sinfonie des Lebens

Wie schafft es das Herz eigentlich, mal langsam, mal schneller, aber immer in der richtigen Abfolge zu schlagen? Wir wären ja heillos überfordert, wenn wir das bewusst koordinieren müssten, und zwar tagtäglich und mindestens 70 Mal in der Minute.

Das Herz hat für diese Aufgabe einen kompetenten Dirigenten engagiert: den Sinusknoten. Dirigenten, die sagen, wo's langgeht, gibt es ja nicht nur in Orchestern, sondern in vielen Lebensbereichen: Der Finger, der gegen den ersten Dominostein schnippt, löst eine gut choreografierte Kettenreaktion aus. Die Fankurve im Stadion löst die La-Ola-Welle aus, die dann durchs ganze Stadionrund schwappt. Und auch auf dem Spielfeld selbst löst der Dirigent oft mit einem Pass eine koordinierte Bewegung seiner Mitspieler aus, die im Idealfall bis zum Torerfolg führt. Wie auch immer man sich diesen Vorgang am besten verdeutlichen möchte – am Herzen läuft es ganz ähnlich ab. Aber bleiben wir doch beim Bild des Orchesters: Hier befindet sich der Dirigent im rechten Vorhof und besteht aus spezialisierten Herzmuskelzellen. Dieses Grüppchen gibt den Takt vor. Statt einen altmodischen Taktstock zu schwingen, arbeitet der Herz-Dirigent allerdings ganz modern: mit Strom. Spannung und Strom entstehen im Körper mithilfe von elektrisch geladenen Teilchen (Ionen), die durch Kanäle in Zellen hineinströmen oder wieder hinaus. Bewegte geladene Teilchen sind ja nichts anderes als Strom.

Beim Sinusknoten spielen die Natriumionen eine besondere Rolle: Zuerst fangen die Kanäle im Sinusknoten ganz langsam an, die Natriumteilchen hineinzulassen. Sobald eine bestimmte Spannung erreicht ist, geht es schnell: Die ganze Zelle ist aktiv, viele Ionen strömen plötzlich und lösen so die Muskelarbeit aus. Die Musik setzt mit einigen zarten Violinen ein: Zuerst erreicht das Signal des Sinusknotens die Vorhöfe, die sich zusammenziehen und das Blut in die Herzkammern drücken. Diese Phase zählt noch zur Diastole, zur Entspannungsphase, weil die großen Kammern ja gerade relaxt sind. Damit die Vorhöfe genug Zeit für ihren Teil des Jobs haben, ist hier ein Zwischenstopp eingebaut. Für einen kurzen

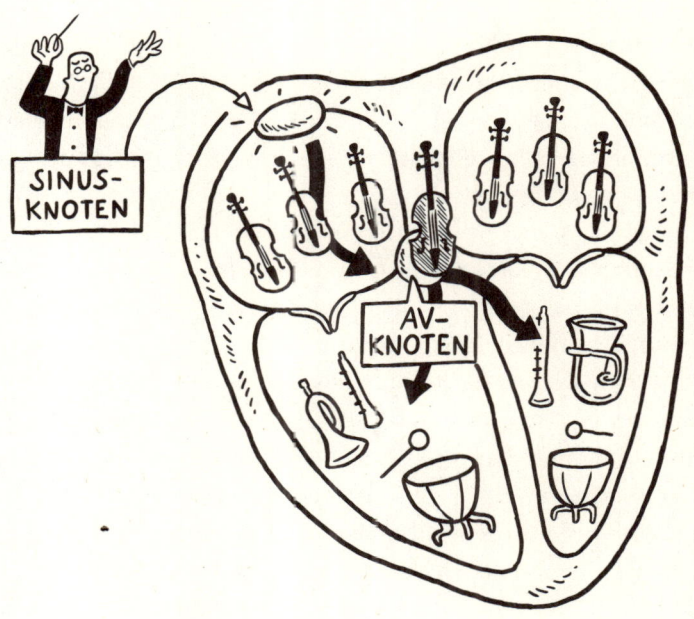

Moment hört das gesamte Orchester gebannt den Streichern, also in unserem Beispiel eben den Vorhöfen zu.

Der sogenannte AV-Knoten verzögert die Stromweiterleitung an den Rest des Herzens. Erst nach dieser kurzen Verzögerung (während der die Vorhöfe das Füllen der Kammern in Ruhe abschließen können) breitet sich das Signal über die Herzkammern aus. Drei dicke Kabel leiten den Strom weiter: Eines läuft über die rechte Kammer, zwei über die linke. Jetzt hat das Signal des Dirigenten auch die hinteren Reihen des Orchesters, also die Kammern erreicht – und die kurze Sinfonie endet schließlich mit einem Paukenschlag: Die Kammern pressen das Blut in die Hauptschlagader.

In den neunziger Jahren haben Kardiologen des Rey Lab in Boston, Massachusetts, die Sinfonie des Herzens tatsächlich in Musikstücke übersetzt. »Heartsongs« nannten sie das Projekt – Herzlieder.

Auch die waren für diesen Abschnitt Inspiration. Die Ärzte zeichneten etwa einen Tag lang die Herzströme von Menschen kontinuierlich mit tragbaren EKG-Geräten auf. Anschließend ließen sie einen Computer die Zeitabstände zwischen den rund 100 000 täglichen Herzschlägen messen. Damit nicht jede Einzelaktivität wie etwa das Überwinden einer Treppe die Musik beeinflusste, fassten sie jeweils 300 dieser Intervalle zu einem Wert zusammen. Die Werte legten sie, vereinfacht gesagt, ihrer Größe entsprechend auf ein Notenblatt. Einige der Kompositionen klingen abwechslungsreich und beschwingt, andere dagegen eintönig und fahl. Die variantenreichere Musik stammte von gesunden Herzen, die wenig variierende von erkrankten. Was als Spielerei – oder Kunst – erscheint, bekräftigt damit eine wissenschaftliche Erkenntnis: Dass das Herz je nach Anforderung mal schnell und mal langsam schlägt, ist vollkommen normal und gesund. Sorgen bereiten uns Ärzten vielmehr Herzen, denen diese natürliche Veränderlichkeit abhandengekommen ist. Ein Herz, das die ganze Zeit stur mit 80 auf der mittleren

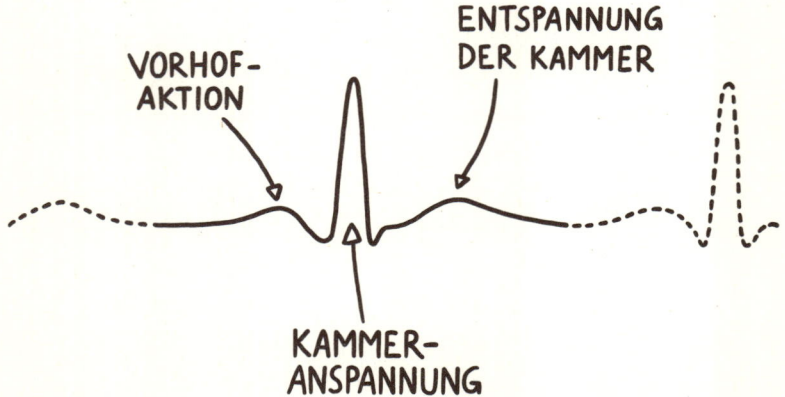

NORMALES EKG

VORHOF-
AKTION

ENTSPANNUNG
DER KAMMER

KAMMER-
ANSPANNUNG

Spur entlangtuckert wie ein Rentner mit Hut, macht dem Arzt eher Sorgen als ein Herz vom Typ »dynamischer Fahrer«, der je nach Verkehrslage mal vorsichtig und bremsbereit ganz rechts fährt und mal mit 140 überholt.

Teil des großen Kreislaufs

Der Blutstropfen ist weitergereist, während die Musik spielte: vom rechten Vorhof – ein kurzer Blick aufs Ohr, ja, auch hier ist eines! – durch die Klappe in die Herzkammer und von dort durch die Lungenarterie in sich immer weiter verzweigende Kapillaren. Neuer Sauerstoff steigt in die Fähren.

Jetzt ist es an der Zeit, sich von unserem Blutstropfen zu verabschieden. In nur einer Minute ist er einmal durch den Körper gereist. Ein paar Stationen haben wir ausgelassen, denen wir uns später zuwenden werden. Etwa 70 Mal hat Ihr Herz in dieser Minute geschlagen, weil Sie ganz entspannt in einem Buch gelesen haben. 70 Mal hat die linke Herzkammer also rund 70 Milliliter Blut in die Arterie gedrückt – rund fünf Liter. Pro Stunde sind es schon 300 Liter, pro Tag sind es mehr als 7 000 Liter, die das Herz bewegt. Und da Sie hoffentlich nicht den ganzen Tag herumliegen, schleust Ihr Herz auch mal 10 000 Liter täglich durch Ihren Körper.

Das Kohlendioxid verlässt nun den Blutstropfen. Es wandert hinaus in die Alveolen, von dort in die Bronchien, die Luftröhre, in Mund oder Nase und verlässt den Körper. Bei einem Waldspaziergang landet dieser Atem vielleicht direkt auf einigen Blättern, die ihn ebenso einatmen können. Sie nehmen das Kohlendioxid auf und nutzen es als Baumaterial. Der Bauschutt, der dabei anfällt ist: Sauerstoff. Auf diese Weise sind unser Blutkreislauf und unser Atem mit dem viel größeren Kreislauf der Natur verbunden.

Zwischenfrage: Ist Blutspenden gesund?

Heilkundige aus dem antiken Griechenland, dem mittelalterlichen Spanien oder dem alten Indien würden diese Frage alle gleich beantworten: Selbstverständlich ist es gesund, Menschen Blut abzuzapfen. Über Jahrhunderte war der Aderlass, das Abnehmen von Blut, ein oft angewandtes Verfahren in der Medizin – nicht um das Blut weiterzuverwenden, sondern nur, um den Kreislauf des Patienten zu »entlasten«. Ob die Kranken der Vergangenheit davon profitierten, ist eine andere Frage.

Beim heutigen Blutspenden wird Freiwilligen ein halber Liter der Flüssigkeit entnommen. Dies senkt kurzzeitig den Blutdruck, weil es in den Adern etwas leerer geworden ist. Weniger Flüssigkeit, weniger Druck. Es gibt sogar Hinweise darauf, dass bei Menschen mit Bluthochdruck durch regelmäßige Spenden der Druck dauerhaft etwas nachlässt. Klar bestätigt haben Ärzte das aber noch nicht. Beim Blutspenden wird nicht nur Flüssigkeit abgenommen, sondern auch eine Menge Blutzellen. Es sinkt also auch der Eisenspiegel im Blut. Eisen ist zwar als Zentrum des Sauerstoff-Transporters Hämoglobin lebenswichtig, zu viel Eisen schadet jedoch auch, weil es die Gefäßwände angreifen und Arterienverkalkung fördern kann. Allerdings hat man bisher nicht registriert, dass Blutspender besser vor Herzerkrankungen gefeit wären. Der Schutzeffekt hält sich also wohl in Grenzen. Frauen verlieren alle paar Wochen Eisen durch die Regelblutung. Sie leiden deshalb häufiger unter Eisenmangel als Männer. Wer trotz niedrigem Pegel spenden will, sollte ein Eisenpräparat einnehmen.

Blutspenden kann aber auch unangenehme Nebenwirkungen haben. Wenn der Kreislauf durch den Blutverlust zusammensackt, sind Schwindel oder sogar Ohnmacht möglich. Spender bekommen deshalb nach der Blutabnahme etwas zu essen und zu trinken und entspannen ein wenig.

Nach dem Blutspenden passiert Folgendes im Körper:

- 20 Minuten: Der Kreislauf hat sich vollständig stabilisiert.
- 24 Stunden: Der Körper hat den Flüssigkeitsverlust im Blut ausgeglichen.
- 48 Stunden: Die Eiweiße im Blut sind wieder aufgefüllt.
- Zwei Wochen: Die abgenommenen Blutzellen sind ersetzt.
- Acht Wochen: Der Eisenverlust ist bei Männern vollständig ausgeglichen. Bei Frauen kann dies bis zu zwölf Wochen dauern; bei Vegetariern und Veganern auch noch länger.

Weil die Regeneration des Eisenvorrats abgewartet werden muss, können Männer in der Regel nur sechsmal im Jahr Blut spenden, Frauen sogar nur viermal im Jahr. Dies dient sowohl der Gesundheit des Spenders als auch des Empfängers – der kann mit eisenarmen, also hämoglobinarmen roten Blutkörperchen nämlich auch nichts anfangen.

Heute empfehlen Ärzte den Aderlass nur noch selten – bei einigen Krankheiten ist er aber die richtige Therapie. Dazu zählt *Polycythaemia vera*: Betroffene bilden zu viele rote Blutzellen. Ihr Blut wird dick und zäh. Die Durchblutung stockt, sodass die Organe nicht mehr genug Sauerstoff erhalten. Zusätzlich drohen Blutgerinnsel. Weil der Körper den Flüssigkeitsverlust beim Blutabnehmen viel schneller ausgleicht als den Zellverlust, verhindern regelmäßige Aderlässe das Verdicken des Blutes. Am Beginn der Therapie werden Erkrankte tatsächlich bis heute zur Ader gelassen; man reduziert also die Menge ihres Bluts. Mit der Zeit normalisiert sich die Menge der roten Blutzellen, sodass die Abstände zwischen den Aderlässen größer werden können. Auch Menschen mit einem gestörten Eisenstoffwechsel und einer darauf folgenden Eisenüberladung helfen regelmäßige Aderlässe. Allerdings glaube ich nicht, dass im Mittelalter alle Erkrankten zu viele rote Blutkörperchen oder zu viel Eisen im Körper hatten. Unterm Strich bin ich sehr froh, die heutigen diagnostischen und therapeutischen Möglich-keiten zur Verfügung zu haben und nicht im Mittelalter gebo-ren worden zu sein. Allerdings werden genau das vielleicht auch Menschen in ungefähr 500 Jahren über unsere heutige Medizin sagen ...

Kapitel 2

Das Herz im Lauf des Lebens

Steckbrief: Das Babyherz

Seine große Stärke

Zu Beginn des Lebens ist das Herz gerade mal so groß wie eine Walnuss. Was ihm an Umfang fehlt, macht das Herz eines Neugeborenen durch Tempo wett: Meist schlägt es etwa 140 Mal in der Minute. Auch wenn es das Herz von Mama und Papa vor Freude schneller schlagen lässt, hält also das Baby den Geschwindigkeitsrekord. Bis zu 170 Schläge in der Minute sind bei Neugeborenen noch im normalen Bereich. Das Babyherz legt dieses Tempo vor, damit sein Besitzer wachsen und gedeihen kann. Der Körper benötigt besonders viele Nährstoffe und große Mengen Sauerstoff – und entsprechend einen schnellen Blutfluss, damit beides überall im Körper zur Verfügung steht.

Ein weiterer Grund für seine Eile ist das Verhältnis von Körpervolumen und Oberfläche. Wer klein ist, hat vergleichsweise viel Oberfläche und kühlt damit schnell aus. Damit es keine kalten Füße bekommt, muss das Baby also schneller warmes Blut aus der Körpermitte in die Arme und Beine schicken. Und es benötigt mehr Nährstoffe zum Verbrennen, um die mollige Temperatur in Brust- und Bauchraum zu halten.

Dieser Volumen-Oberfläche-Effekt ist im Tierreich übrigens noch viel stärker ausgeprägt als beim Vergleich von Babys und Erwachsenen. So schlägt etwa das Herz einer Etruskerspitzmaus rund 1 000 Mal pro Minute. Das Tier wiegt rund zwei Gramm, etwas weniger als eine Ein-Cent-Münze. Einem mehr als 100 Tonnen schweren Blauwal reichen dagegen etwa sechs Schläge pro Minute.

Mit der Zeit geht es das kindliche Herz dann ein bisschen ruhiger an: Im ersten Lebensjahr sind um die 120 Schläge pro Minute der Durchschnitt, im zweiten 110, im vierten, fünften und sechsten 100, um dann bei den 70 bis 80 Schlägen anzugelangen, die für Erwachsene normal sind.

Sein größter Feind

Etwa eines von hundert Babys kommt mit einem angeborenen Herzfehler zur Welt. Am häufigsten ist der sogenannte *Ventrikelseptumdefekt*: In der Wand, die die linke von der rechten Herzkammer trennt, prangt ein Loch. Ist die Öffnung nur klein, stellt sie kein Problem dar, dann wächst sich der Fehler oft von allein aus (beziehungsweise zu). Ein größeres Loch ist dagegen sehr gefährlich, denn Folgendes passiert: Das von der Lunge kommende, sauerstoffreiche Blut sollte eigentlich von der kräftigen linken Herzkammer in den Körper gepumpt werden. Doch ein Teil gelangt durch die Öffnung direkt in die rechte Kammer. Diese ist schwächer als ihr Gegenpart, weil sie ja lediglich den Lungenkreislauf mit seinem geringeren Druck versorgt.

Bei einem Ventrikelseptumdefekt hat die rechte Kammer aber einen Sisyphosjob. Sie bekommt ständig Blut von links zurück, das sie doch gerade in Richtung Lunge geschickt hatte! Also müht sie sich stärker ab, und weil sie ja ein Muskel ist, wächst sie an der Herausforderung. Unter diesem Eifer leidet nicht nur die Lungenschlagader, die nun einen permanenten Bluthochdruck aushalten muss. Verheerend wird es, sobald die rechte Herzkammer die Leistung und den Druck der linken erreicht. Denn dann ändert sich die Richtung, in der das Blut durch das Loch in der Herzwand fließt. Es strömt nun nicht mehr mit Sauerstoff beladenes Blut zurück zur Lunge. Stattdessen gelangt sauerstoffarmes Blut von der rechten in die linke Herzkammer, die es weiter in den Körper pumpt. So ein Durcheinander direkt nach der Geburt, das kann leider nicht lange gutgehen. Die Lippen des Kindes färben sich blau, ohne dass es friert, weil nun auch dort das dunklere, sauerstoffarme Blut fließt. Doch das ist das kleinste Problem. Arme, Beine, sämtliche Organe erhalten zu wenig Sauerstoff. Das Kind ist müde, es wächst nur langsam. Als es noch nicht möglich war, diesen Herzfehler zu behandeln, konnten Betroffene nicht auf ein langes Leben hoffen. Heutzutage können auf Kinderherzen spezialisierte Chirurgen so ein Loch in der Herzwand verschließen. Eine einfache Operation ist das allerdings nicht, und es gilt auch den richtigen Zeitpunkt abzupassen: so spät wie möglich, aber vor der gefährlichen, nicht mehr rückgängig zu machenden Flussumkehr. Ich selber arbeite nur mit erwachsenen Patienten und habe einen unglaublichen Respekt vor meinen Kollegen in der Kinderheilkunde. Ich glaube, das ist gleichzeitig einer der anspruchsvollsten und belastendsten Bereiche der Medizin.

Pflegehinweise
Kommt ein Baby mit einem gesunden Herzen zur Welt, braucht das kleine Organ erst einmal keine besondere Pflege. Es wächst mit seinen Aufgaben.

Noch vor dem ersten Atemzug

Konzentrieren Sie sich einen Moment auf Ihren Atem. Sie spüren, wie die hereinströmende Luft die Lungen und den Brustkorb weitet. Vielleicht atmen Sie mehr in den Bauch, der sich dann weiter vorwölbt. Oder in die Schultern, die sich heben. So wie unser Herz ununterbrochen schlägt, so arbeitet auch unsere Atmung ohne Unterlass, ohne dass wir uns darauf konzentrieren müssten.

Das Herz fängt allerdings viel früher an als die Lungen. Es beginnt bereits im Mutterleib zu pochen, um den 22. Tag der Schwangerschaft herum. Zu diesem Zeitpunkt ist der Embryo bloß ein paar Millimeter groß und ähnelt deutlich mehr einer Kaulquappe als einem Baby. Sein Herz ist ein winziges Pünktchen, die Herzkammern haben sich noch gar nicht richtig gebildet. Es vergehen deshalb noch ein paar Wochen, bis das stetige Schlagen des Mini-Organs für die Mutter fühlbar und im Ultraschall zu sehen ist. Zum

Zeitpunkt der Geburt hat das Herz also schon reichlich trainiert: Mehr als 50 Millionen Schläge hat es absolviert, wenn die Lungen den ersten richtigen Atemzug in sich aufnehmen.

Zwei Vorhöfe, zwei Kammern, zwei Segelkappen, zwei Taschenklappen, Venen, die zum Herzen hin-, Arterien, die von ihm wegführen: Bei den zahlreichen Bauteilen und Anschlüssen des Herzens kann während der Entwicklung im Mutterleib manches schiefgehen. Und Herzfehler sind auch die Fehlbildungen, die Neugeborene am häufigsten plagen.

Auf das Loch in der Wand zwischen den Herzkammern geht der »Steckbrief: Babyherz« ein. Überraschenderweise ist dieser Fehler in einem bestimmten Fall nützlich, nämlich wenn er zusammen mit einem anderen Herzfehler auftritt. Bei diesem, der sogenannten *Transposition* der großen Arterien, hat der Klempner die Rohre falsch angeschlossen. Unser Blutstropfen reist nicht von der Lunge übers linke Herz in den Körper und dann wieder übers Herz, diesmal das rechte, zurück in die Lunge. Stattdessen bestehen zwei parallele Kreisläufe. Das rechte Herz pumpt Blut in die Lunge, das umgehend wieder zu ihm zurückfließt. Das linke Herz schickt Blut in den Körper, das direkt wieder auf der linken Seite landet. So kommt theoretisch überhaupt kein Sauerstoff zu den Organen.

Praktisch wird der Körper doch etwas versorgt. Zum einen haben Neugeborene noch einen Durchlass in der Vorhofwand, zum anderen eine kleine Brücke zwischen der Lungenarterie und der Aorta. Im Mutterleib waren diese Verbindungen sinnvoll, nach der Geburt bilden sie sich langsam zurück. Liegt nun noch ein Loch in der Kammerwand vor, das Lungen- und Körperkreislauf verbindet, entspannt das die Lage ein bisschen, da es über die genannten Verbindungen einen Austausch zwischen den sonst isolierten Kreisläufen gibt. In jedem Fall aber müssen Kinderherzchirurgen die kleinen Patienten operieren. Die Ärzte schließen die Arterien an die Herzhälfte an, an die sie gehören.

Und nimm den Müll mit raus, Mama!

Im Mutterleib können die Lungen nur Trockenübungen machen (eigentlich eine eher feuchte Angelegenheit, weil die Lunge mit Flüssigkeit gefüllt ist). Das Ungeborene kommt ja nie an die frische Luft! Stattdessen werden Sauerstoff und Nährstoffe über die Nabelschnur direkt aus dem Blutkreislauf der Mama geliefert.

Dabei verhält sich das heranwachsende Kind wie ein ängstlicher Kunde, der etwas beim Lieferdienst bestellt: Nur die Pizza kommt rein, der Pizzabote muss draußen vor der Tür bleiben. Als Tür dient die Plazenta, sie trennt die Blutkreisläufe von Mutter und Kind. Natürlich ist die Mama viel freundlicher als jeder Pizzalieferant. Sie nimmt auch gleich den Müll mit, den der Nachwuchs auf die Türschwelle stellt. Kohlendioxid und andere Abfallstoffe entsorgt das ungeborene Kind über Mutters Blutkreislauf.

Wie Mama an den Sauerstoff für ihre Zellen gelangt, wissen wir: Sie atmet ihn mit der Luft ein, in den kleinen Gefäßen der Lunge lässt er sich auf dem Hämoglobin der roten Blutkörperchen nieder und verlässt diese erst, wenn sein Reisegefährt in Regionen vorgedrungen ist, in denen Sauerstoff Mangelware ist.

Wie stellt das Ungeborene unter diesen Bedingungen sicher, dass es genug zum Atmen bekommt? Aus Sicht der Sauerstoffmoleküle sticht es seine Mutter einfach aus. Während der Zeit im Mutterleib hat das Kind eine ganz besondere Form von Hämoglobin, das fetale Hämoglobin. Dieses passt noch besser zum Sauerstoff als das Erwachsenen-Hämoglobin – bietet also den größeren Reisekomfort. Und wer würde auf einer Reise nicht das kostenlose Upgrade in die erste Klasse nehmen? Die Sauerstoff-Passagiere steigen jedenfalls gern vom mütterlichen Blutkreislauf in den des Kindes um. Außerdem hat das Baby einen größeren Anteil an Blutkörperchen in seinem Blut, es bietet also sehr viele luxuriöse Reiseplätze an. Von diesem Trick, mit dem die Evolution möglichst viel Sauerstoff in die benötigte Region lockt, kann sich jeder Marketing-Guru eine Scheibe abschneiden.

Antikörper auf Kaperfahrt

Neben Sauerstoff und Nährstoffen gelangen auch sogenannte Antikörper der Mutter in den Blutkreislauf des Ungeborenen. Als Teil des Immunsystems sind sie in der Lage, Krankheitserreger zu erkennen und dingfest zu machen. Unser Immunsystem verfügt über verschiedene Antikörpertypen, die unterschiedliche Aufgaben erfüllen. Die meisten weist die Plazenta ab, die vom Typ IgG (Immunglobulin G) lässt sie durch.

Nach der Geburt erfüllen Mamas Antikörper eine wichtige Aufgabe: Das Immunsystem, im Gegensatz zum Herzen ein echter Spätzünder, lernt erst in den ersten Lebensmonaten nach und nach, wie es sich richtig gegen Krankheitserreger wehrt und selbst ausreichend Antikörper produziert. In dieser Phase bekämpfen die von der Mutter stammenden Antikörper Infektionen. *Nestschutz* nennt sich das Phänomen. Ihn genießen Babys in den ersten drei bis sechs Monaten ihres Lebens.

In seltenen Fällen können Mamas Antikörper Schaden anrichten, weil sie die Blutzellen des Kindes angreifen. Am bekanntesten ist die sogenannte *Rhesus-Inkompatibilität*. Der Rhesus-Faktor ist eines von vielen bekannten Blutgruppenmerkmalen. Die roten Blutkörperchen, unsere Sauerstoff-Fähren, haben sozusagen Flaggen gehisst wie echte Schiffe. »Rhesus positiv« bedeutet, dass die Flagge mit dem Äffchen drauf gehisst ist. (Der Rhesusaffe gab diesem Merkmal tatsächlich seinen Namen.) 85 Prozent der Menschen in Deutschland sind Rhesus positiv, 15 Prozent Rhesus negativ – ihnen fehlt die schicke Affen-Flagge. Problematisch wird es, wenn eine Frau mit negativem Rhesusfaktor ein Kind bekommt, das den positiven Rhesusfaktor vom Vater geerbt hat. Zwar vermischen sich Blut von Mutter und Kind während der Schwangerschaft nicht. Doch meist gelangt bei der Geburt durch Verletzungen etwas Blut des Kindes in den Kreislauf der Mutter.

Ihr Immunsystem sichtet die Affen-Flagge und gibt umgehend Alarm. Diese Flagge ist dem mütterlichen Körper bisher unbekannt, er bildet Antikörper, diese stürmen die Blutzellen des Kindes und vernichten sie. Weil unser Immunsystem ständig dazulernt, wenn es sich einer Gefahr gegenübersieht, perfektioniert es bei diesem Prozess die Antikörper. Und beim zweiten Mal schickt es statt ein paar tollpatschigen Rekruten schon gestandene Haudegen. Für das gerade geborene Kind ist das unproblematisch, die Ausbildung der Haudegen dauert zu lang. Aber nicht für ein Geschwisterkind mit positivem Rhesusfaktor, das ihm in ein, zwei Jahren folgt.

Wie schon erwähnt, wandern Antikörper der Mutter durch die Plazenta in den Blutkreislauf des Kindes. Dort ist alles voller roter Blutkörperchen, die die Äffchen-Flagge gehisst haben, sodass die Antikörper ihr Werk der Zerstörung beginnen. Das ungeborene Kind entwickelt eine Blutarmut, schlimmstenfalls droht eine Fehlgeburt. So gnadenlos arbeitet unser Immunsystem.

Dies lässt sich heutzutage vermeiden. Rhesus-negativen Schwangeren mit einem rhesus-positiven Kind werden in der 28. bis 30. Schwangerschaftswoche Antikörper gespritzt, die vom Kind stammende rote Blutkörperchen abfangen. Diese schnelle Eingreiftruppe im Speedboat tarnt sozusagen die fremde Beflaggung, ehe sie dem Immunsystem der Mutter auffallen kann. Nach der Geburt bekommt die Mutter erneut die sogenannte Rhesusprophylaxe. So wird das mögliche zweite Kind geschützt gegen die Attacke mütterlicher Antikörper, die sein älteres Geschwister nichtsahnend im mütterlichen Körper »trainiert« hat.

Theoretisch können alle Unterschiede zwischen den Dutzenden von Blutgruppenmerkmalen von Mutter und Kind in der Schwangerschaft Probleme bereiten. Praktisch passiert dies aber relativ selten, selbst wenn beide nicht dieselbe Blutgruppe haben, also die Mutter zum Beispiel A, das Kind B – was möglich ist. Dafür ist der Plazenta zu danken, die die meisten und hier eben entscheidenden Antikörper, wie schon erwähnt, nicht passieren lässt.

Übrigens: Dieses Prinzip der Antikörperbildung macht man sich bei Impfungen zunutze. Der Impfstoff enthält entweder nur die Flaggen der bösen Bakterien und Viren oder sogar (abgeschwächte) Krankheitserreger mit derselben Beflaggung wie ihre gefährlichen Verwandten aus der Wildbahn. Dieser Impfstoff löst dann in unserem Körper eine Reaktion aus: Das Immunsystem fängt sofort an, die entsprechenden Spezialtruppen gegen diese Flaggen auszubilden. Und wenn diese Truppen die entsprechende Flagge im Laufe des Lebens erneut sichten, weil die dazugehörigen Krankheitserreger eingedrungen sind, handeln sie schnell, gezielt und erbarmungslos, um eine Infektion zu verhindern. Es werden sogar extra Gedächtniszellen gebildet, welche sich ganz genau merken, wie diese Flaggen aussehen, sodass der Impfschutz über viele Jahre oder gleich lebenslang besteht.

Dass manche Eltern die Nutzung dieses wunderbaren Mechanismus ablehnen, macht mich fassungslos. Sicher denken die meisten Eltern, die Impfungen verweigern, sie täten das Beste für ihr Kind, weil ihnen eingeredet wurde, Impfungen seien gefährlich. Tatsächlich aber setzten sie es dem unnötigen Risiko von Gehirnentzündungen (Masern) oder Unfruchtbarkeit (Mumps, betrifft Jungen) und vielen anderen Gefahren aus. Die Risiken der Impfungen dagegen sind minimal.

Dazu kommt, dass es Kinder gibt, die aufgrund von chronischen Krankheiten nicht geimpft werden können – sie sind darauf angewiesen, dass sich alle anderen impfen lassen. Impfen ist hier auch ein Dienst an der Allgemeinheit, der ganz besonders die Schwächsten schützt.

Ich fürchte, aus diesem Grund benötigen wir eine Impfpflicht: Sie würde Kinder vor vermeidbaren und grausamen Krankheiten schützen.

Babyleber im Stress

Bei der Geburt ist der weitaus größte Teil des Hämoglobins noch das fetale, nach und nach wird es durch die schnöde erwachsene Variante ersetzt. Dieser Prozess ist nach rund einem Vierteljahr abgeschlossen.

Wenige Tage nach der Geburt kann man Babys oft ansehen, dass sie im Mutterleib eine Extraportion roter Blutkörperchen hatten: Sie entwickeln eine Neugeborenengelbsucht. Das Phänomen beruht auf dem Absterben der nun überschüssigen Blutzellen, bei dem das rote Hämoglobin – der Sitzplatz des Sauerstoffs – in einen gelben Farbstoff umgewandelt wird, das *Bilirubin*. Es ist der Job der Leber, das Bilirubin weiterzuverarbeiten und zum Darm zu schicken, damit es ausgeschieden wird. Der kindliche Stoffwechsel muss also nach der Geburt gleich so richtig arbeiten.

Von der enormen Menge Farbstoff, die direkt nach der Geburt entsteht, ist die Leber von Babys aber schnell überfordert. Das überschüssige Bilirubin lagert sich deshalb in der Haut sowie in der weißen Augenhaut ab und färbt sie gelb. Das mag etwas unansehnlich sein, ist aber in den allermeisten Fällen harmlos. Der Spuk, der am zweiten oder dritten Lebenstag beginnt, ist nach höchstens zwei Wochen vorbei. Trotzdem muss ein Arzt die Bilirubinkonzentration im Blut bestimmen. Ist sie zu hoch, droht der Farbstoff das Gehirn anzugreifen und kann dauerhafte Schäden verursachen oder sogar zum Tode führen. Solche schweren Verläufe sind glücklicherweise extrem selten. In Deutschland sind laut Schätzungen zwei bis sieben Fälle pro Jahr zu erwarten. Ein frühzeitiges Eingreifen der

Ärzte kann diese Kinder vor den schweren Schäden der Krankheit bewahren. Die Therapie dieser Neugeborenengelbsucht ist beeindruckend simpel: Das kleine Wesen wird unter blaues Licht gelegt. Dieses bewirkt, dass das Bilirubin in seine Bestandteile zerlegt wird, was die Leber unmittelbar entlastet. Wie gut für uns Mediziner, dass es die Kollegen von der Chemie gibt …

Wilde Jugend

In den ersten Lebensjahren wächst das Herz stetig, genauso wie sein Besitzer. Häufiger schlägt es dabei unregelmäßig. Relativ viele Kinder und Jugendliche haben eine sogenannte *respiratorische Arrhythmie*, also eine Unregelmäßigkeit im Herzschlag, für die die Atmung verantwortlich ist. Beim Einatmen, wenn sich der Brustkorb mit Luft füllt, strömt das Blut aus den Venen besser zurück zum Herzen. Das Herz beschleunigt seine Schlagzahl und pumpt alles zügig weiter, der Puls steigt. Beim Ausatmen passiert das Gegenteil, der Puls verlangsamt sich.

Wissenschaftler vermuten, dass die respiratorische Arrhythmie das ohnehin gute Zusammenspiel von Lunge und Herz weiter verbessert. Strömt beim Einatmen gerade frischer Sauerstoff in die Lungen, befördert das schneller schlagende Herz mit dem erhöhten Blutfluss mehr rote Blutkörperchen durch die Gefäße, damit sie den Sauerstoff einsammeln. Beim Ausatmen dagegen ist dieser erhöhte Blutfluss nicht nötig, das Herz schaltet ein bisschen runter, um Energie zu sparen. Auch bei Erwachsenen ist diese Unregelmäßigkeit messbar, aber nicht so häufig wie bei Kindern oder Jugendlichen.

Obwohl Arrhythmie – Herzrhythmusstörung – so klingt, als liege ein Problem vor, ist dieses Phänomen keine Krankheit. Mediziner sprechen von einem »Normalbefund«. Ein Normalbefund bleibt das

Herz mit etwas Glück für viele Jahrzehnte. Wird es durch Sport gefördert, wächst seine Kraft. Doch auch die Herzen von Sofahockern arbeiten viele Jahre stetig vor sich hin, ohne sich zu beschweren.

Viren und Bakterien: Gefahren fürs junge Herz

Wohl jeder verschenkt oder verliert sein Herz irgendwann in der Jugend – oder bricht manche Herzen. Doch ob die Pumpe gesund ist, darauf verschwenden in jungen Jahren die wenigsten einen Gedanken. In dieser Zeit droht dem Herzen, neben Liebeskummer, tatsächlich eine große Gefahr: Krankheitserreger können dafür sorgen, dass es sich entzündet.

Befallen sie den Herzmuskel, sprechen Mediziner von einer *Myocarditis*. Sie wird meist von Viren ausgelöst, die sich bereits bemerkbar gemacht haben – zum Beispiel in Form einer Erkältung oder einer Magen-Darm-Grippe. Ist der Körper von dieser Infektion geschwächt und der Betroffene überanstrengt sich zum Beispiel beim Sport, können die Erreger über die Blutbahnen zum Herzmuskel wandern und diesen befallen. Ärzte können zwar die Symptome lindern, aber die Infektion direkt nicht bekämpfen – man kann also nur abwarten und hoffen. Das ist die Crux der Virusinfektionen, vom harmlosen Schnupfen bis zum tödlichen Ebolaerreger: Sind die Viren erst einmal auf dem Kriegspfad, fehlen uns bis heute in noch viel zu vielen Fällen die Mittel, um sie direkt anzugreifen und auszuschalten. Aber immerhin kann man durch eine Impfung so mancher gefährlichen Virusinfektion vorbeugen.

Wegen der Gefahr einer Myocarditis soll man mit einer akuten Infektion keinen Sport treiben. Was sonst gesund ist, kann hier richtig schädlich sein. Wer also während einer Infektion oder der

Erholungsphase direkt danach merkt, dass er nach ein paar Treppenstufen noch kurzatmig ist oder sich sofort abgeschlagen fühlt: bitte schonen! Das Herz wird es danken.

Eine Myocarditis kann auch topfitte 18-Jährige treffen und ihr Herz so stark schwächen, dass sie vorübergehend oder gar dauerhaft eine künstliche Pumpe benötigen – etwa ein sogenanntes Linksherzunterstützungssystem, das Blut von der überforderten linken Herzkammer in die Aorta pumpt. Auch kann die Entzündung zu lebensbedrohlichen Rhythmusstörungen führen, in seltenen Fällen ist jedoch auch die Schwächung so gravierend, dass das Herz komplett versagt. Auch mit medizinischer Hilfe kann die Entzündung somit zum Tod führen.

Mit Glück erholt sich das Herz und arbeitet nach dem Überstehen der Infektion wieder wie davor. Die implantierte künstliche Pumpe kann dann wieder entfernt werden. Sicher ist dies aber nicht. Es ist möglich, dass die Krankheit in eine dauerhafte Herzschwäche mündet. Ich werde nie vergessen, wie mir in meinem ersten Jahr als Assistenzarzt eine Patientin gegenübersaß, die zwei Jahre jünger war als ich. Sie hatte eine wirklich schwere Herzmuskelentzündung gerade so überstanden. Leider blieb eine schwere Herzschwäche, sodass ihr ein Defibrillator implantiert werden musste, um das geschwächte Herz vor lebensbedrohlichen Rhythmusstörungen zu schützen. Außerdem wurde sie für eine Herztransplantation gelistet. Dass das Gespräch mit der damals 25-Jährigen und ihrer Mutter mich überforderte, gebe ich gerne zu. Gerade bei jungen Patienten, die in der Schule neben mir hätten sitzen können, fällt mir die erwartete und notwendige Professionalität sehr schwer. Das Unterdrücken meiner Emotionen ist dann oft nicht mehr möglich. Die Frage, warum ich selbst bisher immer verschont geblieben bin, drängt sich dann auf. Klare Antworten oder Trost können mir in solchen Situationen auch Philosophie und Religion selten liefern. Sie gehören ebenso zu meinem Beruf wie die Glücksgefühle, wenn ich einen eigentlich »hoffnungslosen« Patienten als geheilt entlassen kann.

Zurück zu den Krankheitserregern: Sie können zudem das sogenannte *Endocard* befallen, also die Gewebeschicht, die die Herzkammern und -klappen auskleidet wie eine Tapete. Eine *Endocarditis* kann eine Herzklappe komplett zerstören, sodass Ärzte einen Ersatz implantieren müssen. (Dazu mehr in Kapitel 9.) Während eine Herzmuskelentzündung meist von Viren ausgelöst wird, stecken hinter der Endocarditis in aller Regel Bakterien, die mit dem Blut ins Herz gelangt sind. Das »Mitreisen« krankmachender Bakterien im Blut sorgt für die Ausbreitung so mancher Infektion im Körper – von der Erkältung über die Blasenentzündung bis hin zur schweren Lungenentzündung. Außerdem besteht dieses Risiko bei Operationen oder Zahnarztbehandlungen. Und selbst nach dem Schnitt an einem Blatt Papier, bei dem sich eine kleine blutende Wunde öffnet, können Bakterien ins Blut gelangen. Schließlich leben auf jedem Zentimeter unserer Haut unzählige Bakterien. Das ist vollkommen natürlich.

Mit Blick auf den gesamten Körper sind die Bakterien sogar knapp in der Überzahl. Ein 70 Kilo wiegender Mann zum Beispiel hat rund 30 Billionen Körperzellen, wie Forscher erst kürzlich ausgerechnet haben. Gleichzeitig bietet er schätzungsweise 39 Billionen Bakterien eine Heimat. Die allermeisten von ihnen leben im Enddarm. (Deshalb, so meinen diese Wissenschaftler übrigens, könnte ein Toilettengang dafür sorgen, dass die Körperzellen auch mal in der Überzahl sind, zumindest kurzfristig – bis sich die Bakterien im Darm wieder fleißig vermehrt haben.)

Während der Darm ohne Bakterien nicht auskommt, sind sie im Blut und insbesondere im Herzen ungebetene Gäste. Nicht umsonst achten Chirurgen bei jeder Operation peinlichst auf die Hygiene. Sie versuchen damit unter anderem zu verhindern, dass Bakterien ins Blut gelangen.

Bei einer Endocarditis helfen zwar dieselben Medikamente, die auch gegen andere bakterielle Infektionen eingesetzt werden, die Antibiotika. Doch auch mit diesen Mitteln ist es schwer, das Herz von den Krankheitserregern zu befreien. Etwa jeder vierte Betroffene stirbt.

Verkalkte Rohre

Auch wenn die Blutgefäße in jungen Jahren meist keine Probleme bereiten, gibt es etwas, das uns auch schon dann Sorge bereiten sollte: Die ersten Anzeichen der gefürchteten Arterienverkalkung, medizinisch *Arteriosklerose* genannt, sind teilweise schon bei 20-Jährigen zu sehen. Die Schlagadern, die das sauerstoffreiche Blut vom Herzen zu den Organen transportieren, verengen und verhärten sich. Erst einmal erscheint das unproblematisch, denn das Blut fließt ja noch. Doch mit der Zeit wird es immer enger in den Adern. Zusätzlich können die Ablagerungen an den Gefäßwänden, die Plaques, aufbrechen: Vorstellen kann man sich das wie das Aufplatzen eines Pickels oder das Abkratzen des Schorfs von einer Wunde. Beides keine ansprechenden Prozesse, doch das Aufbrechen eines Plaques ist noch deutlich unangenehmer. Bisher verengte er nur das Gefäß, nun aber präsentiert er dem vorbeiströmendem Blut sein hässliches Inneres. Und weil das Gewebe frei liegt, denken die Blutplättchen, es handle sich um eine Wunde, die verschlossen werden soll. Deshalb richten sie sofort eine Baustelle ein: Sie heften sich an das Plaque und starten einen Gerinnungsprozess. In dessen Folge kann das gesamte Gefäß verstopft werden.

Trifft diese Verstopfung – im Verkehrsfunk spräche man von einer »Vollsperrung wegen Bauarbeiten« – ein Herzkranzgefäß, werden Teile des Herzens von der Sauerstoff- und Nährstoffzufuhr abgeschnitten. Die Zellen ersticken und sterben ab: ein Herzinfarkt! Verstopfte Herzkranzgefäße können zudem das Herz ins Stolpern bringen, also Herzrhythmusstörungen verursachen, sowie eine chronische Herzschwäche auslösen. Bei den meisten Herzbeschwerden spielen Arterienverkalkung und verstopfte Gefäße eine entscheidende Rolle.

Verengt die Arterienverkalkung eine Schlagader im Gehirn, droht ein Schlaganfall. Sind die Arterien in den Beinen betroffen, schmerzen die Beine – zuerst nur beim Gehen, dann auch ohne Belastung. Weil Erkrankte oft stehen bleiben und – »Schmerz lass nach!« – pausieren, ehe sie weitergehen, spricht man oft von der »Schaufensterkrankheit«. Aber die periphere arterielle Verschlusskrankheit hat leider gar nichts mit einem netten Einkaufsbummel gemeinsam. Schreitet sie fort, wird sie zum »Raucherbein«: Ohne Behandlung leidet das Gewebe dauerhaft unter Sauerstoffknappheit und stirbt ab. Schlimmstenfalls müssen Ärzte eine Zehe, den Fuß oder gar das ganze Bein amputieren. Oft führt auch Diabetes zur Minderdurchblutung der Füße und Beine, also zum »Raucherbein« – ganz ohne Nikotin.

Der gängige und deshalb auch hier verwendete Begriff *Arterienverkalkung* trügt übrigens: Die Ablagerungen bestehen keineswegs aus Kalk. Stattdessen haben sich Fett, Zucker, Immunzellen, glatte Muskelzellen und Bindegewebe in der Gefäßwand versammelt. Kalk, also Calciumcarbonat, sucht man dagegen vergebens. Die Idee, einmal ordentlich mit Essigreiniger durchzuspülen, um die Gefäße zu reinigen, wäre also nicht nur absurd, sondern auch die falsche Brachialmethode. Das Putzmittel, das die Arterien von ihrer Verkalkung befreit wie die häusliche Wasserleitung, wurde leider noch nicht erfunden. Allerdings ist dies ein Traum von mir: Wem es gelänge, im Labor den trinkbaren »Entkalker« für die Arterien im Labor zusammenzumixen, der könnte mit einem Schlag Millionen von Betroffenen helfen und unter Umständen sogar das Leben retten.

Ein recht unappetitlicher Bestandteil der Ablagerungen sind die sogenannten Schaumzellen. Sie waren einst als Fresszellen Teil des Immunssystems. Oder, wenn man es vornehmer mag: *Makrophagen*, altgriechisch für »große Esser«. Manche erinnern sich sicherlich an Pac-Man, das Videospiel aus den Achtzigern. Makrophagen sind die Pac-Mans unseres Körpers: immer auf der Suche nach suspektem Material, das sie sich einverleiben und verdauen. Normalerweise profitieren wir von ihrem Hunger auf feindliche Eindringlinge. Aber was uns manchmal mit der Chipstüte beim Fernsehen passiert, ereilt die Makrophagen bei Ausflügen in die Arterienwand, falls sie dort viel Fett antreffen: Sie bekommen einen Fressflash und können nicht mehr mit dem Essen aufhören.

Wie kommt das Fett überhaupt in die Gefäßwand? Da schmiert ja nicht einfach jemand Butter drauf wie auf eine Stulle. Aber im Blut zirkulieren ständig Kügelchen, die mit Fett und Cholesterin beladen sind. Eine Gruppe dieser Kugeln, die man LDL-Cholesterin nennt, macht gerne Abstecher in die Arterienwand – vor allem, wenn diese zum Beispiel durch Bluthochdruck schon kleine Risse hat: Eingangstore für die Fettkugeln. Auf so einem Ausflug können die Fettkügelchen eine folgenreiche Begegnung mit einem alten Bekannten haben, von dem wir bisher nur Gutes gelesen haben. Doch Sauerstoff hat auch eine dunkle Seite. Wenn Zellen ihn verarbeiten, wandeln sie Sauerstoff nicht bloß in Kohlendioxid um, das brav in Richtung Ausgang strömt. Ständig entstehen auch andere Sauerstoffverbindungen, die freien Radikale. Das klingt nach Ärger – und den veranstalten diese Moleküle tatsächlich. Das LDL-Cholesterin in der Arterienwand (und nicht nur das) wird von freien Radikalen oxidiert, also chemisch verändert. Das zerstörerische Potenzial freier Radikale gilt als einer der Gründe, warum wir altern. Und er erklärt auf der anderen Seite den guten Ruf von Vitamin C und anderen »Antioxidantien«: Sie können die freien Radikale nämlich unschädlich machen.

Zur Arterienverkalkung tragen die freien Radikale ihren Teil bei, indem sie die Fettkügelchen oxidieren, was wiederum die Makrophagen auf den Plan ruft: Oxidiertes Fett betrachten sie als Feind (und als Mahlzeit). Die fette Mahlzeit bläht sie zu Schaumzellen auf, die so erschöpft liegen bleiben wie wir auf der Couch nach vier Folgen »House of Cards« und vier Tüten Chips dazu. Waren sie vorher noch ein Teil der Lösung, sind sie nun ein Teil des Problems. Die trägen Moppel-Makrophagen sorgen mit dafür, dass sich das Gefäß nach und nach zusetzt.

Es ist noch nicht bis ins letzte Detail geklärt, wie Arterienverkalkung entsteht. Aufgrund der vielen beteiligten Zellarten und Signalmoleküle ist es jedenfalls ein komplexer Prozess, der verschiedenste Ursachen haben kann. Was wir dagegen wissen: Arteriosklerose ist keine Krankheit der Moderne. Untersuchungen an Mumien aus dem alten Ägypten zeigen, dass viele der Bestatteten zu Lebzeiten eine Arterienverkalkung entwickelt hatten. Und so sieht sie aus:

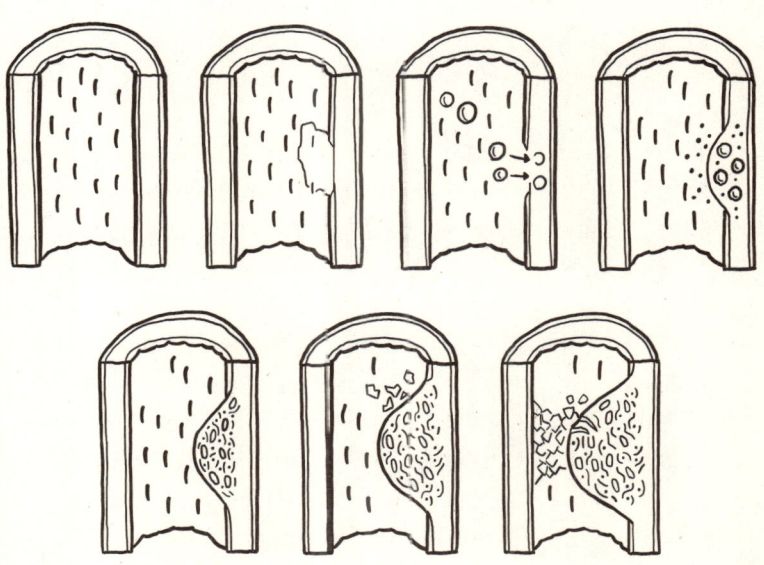

Todesursache Nummer Eins: Herzkreislauf ...

Fast 50 000 Menschen sterben in Deutschland jährlich an einem akuten Herzinfarkt. Und Herzkreislauferkrankungen sind die häufigste Todesursache bei uns. Daraus lässt sich aber nicht folgern, dass wir uns alle zu wenig um unser Herz kümmern. Die »Spitzenposition« der Herzkreislauferkrankungen ist auch Ausdruck davon, dass die Medizin andere Todesursachen erfolgreich zurückgedrängt hat. So stirbt seit Jahrzehnten kein Mensch mehr an den Pocken, die durch eine Impfkampagne ausgerottet wurden; und auch Mumps, Röteln und Tetanus sind dank Impfschutz keine tödliche Bedrohung mehr. (Diese Tatsachen werden leider von den Impfgegnern gerne unterschlagen.) Auch andere Infektionskrankheiten, die früher zu vielen Todesfällen oder lebenslangen Folgeschäden geführt haben, sind heute dank Antibiotika behandelbar. Kurz: Wir haben heutzutage einfach viel bessere Chancen, so alt zu werden, dass sich die Verschleißerscheinungen am Herzen und an den Gefäßen überhaupt bemerkbar machen können. Gerade deshalb lohnt es sich aber, sein Herz so lange wie möglich gesund zu halten – damit wir die zusätzlich gewonnenen Lebensjahre auch genießen können.

Wenn Menschen älter werden, nehmen sie meist ein paar (manchmal auch ein paar mehr) Kilo zu. Das ist wohl auch gut so, zumindest zeigen viele große Studien: Etwas Übergewicht im Alter wirkt lebensverlängernd. Auch das Herz wird mit den Jahren dicker, die Muskelmasse wächst, die Wände verdicken sich. Das passiert vor allem bei Menschen mit erhöhtem Blutdruck. Die linke Kammer, die die Hauptarbeit leistet, vergrößert sich am meisten. Es entsteht also ein großer gut trainierter Muskel? Klingt im ersten Moment gut, ist jedoch im Falle des Herzens leider schädlich. Denn durch die Verdickung verliert das Herz an Elastizität, es entspannt sich nicht mehr so gut und die Füllungsfunktion, also die Diastole, leidet. Somit pumpt es nun aufgrund unzureichender Füllung weniger Blut pro Schlag durch den Körper. Bei den Betroffenen macht sich das etwa durch Kurzatmigkeit bemerkbar. Das Wachstum des Herzmuskels erschwert es den (nicht mitwachsenden) Herzkranzgefäßen, das Organ weiter ausreichend mit Sauerstoff zu versorgen. Der Muskel drückt quasi auf die ihn selbst versorgenden Herzkranzgefäße, somit fließt hier aufgrund des höheren Widerstands (also durch den Druck des Muskels auf die Außenwände der Gefäße) weniger Blut und die Gefahr eines Infarkts steigt – zumal in fast allen Fällen auch noch ein Bluthochdruck vorliegt.

Im Laufe des Lebens können kleinere Bereiche des Herzmuskels absterben, ohne dass das zunächst auffällt. An diesen Stellen vernarbt das Herz – ganz so, wie es auch eine größere, sichtbare Verletzung der Haut tut. Narben auf der Haut und am Herzen haben noch etwas gemeinsam: Das neu gebildete Gewebe erfüllt nicht die Aufgaben seines Vorgängers. Während die geringere Elastizität einer Narbe auf der Haut aber meist nicht groß stört, ist der Ausfall von Herzbereichen durch untätiges Narbengewebe schwerer zu verkraften. Mit dem Alter steigt deshalb das Risiko einer Herzschwäche.

Schlag um Schlag, ein Leben lang

Inwieweit das Herz neue Herzmuskelzellen bilden kann, wird erst erforscht. Kürzlich berichteten Wissenschaftler, dass nur im frühen Kindesalter ein etwas größerer Austausch stattfindet. Im Alter von 20 Jahren werden lediglich 0,8 Prozent der Herzmuskelzellen jährlich durch neue ersetzt, bei einem 75-Jährigen sind es nur noch etwa 0,3 Prozent pro Jahr. Das bedeutet, dass ein Großteil der Herzmuskelzellen uns tatsächlich unser Leben lang begleitet. Bei einem 75-Jährigen etwa stammen mehr als 60 Prozent dieser unermüdlichen Zellen aus seiner Zeit im Mutterleib – und von den übrigen entstand der allergrößte Teil in der Kindheit.

Die Gefäße büßen mit der Zeit Elastizität ein. Die Hauptschlagader, die Aorta, erfüllt dann ihre Pufferfunktion nicht mehr so wie in jungen Jahren. Sie bläht sich ja direkt hinter dem Herzen wie ein Ballon auf, wenn das Herz Blut hineinpumpt, und gibt dieses langsamer ab, um so die Blutdruckunterschiede zwischen der Pump- und der Entspannungsphase des Herzens zu verringern. Im Alter steigt deshalb die Differenz zwischen systolischem und diastolischem Blutdruck.

Oft höre ich Sätze wie: »Aber ich war nie krank und musste noch nie Tabletten einnehmen.« Leider bleibt mir dann nicht viel mehr, als zu entgegen: »Ja, war und musste« – also die Vergangenheitsform zu betonen. Denn bei allen Tipps für ein gesünderes Leben, die heutzutage kursieren und einem die Fähigkeit zur Kontrolle über die Gesundheit vorgaukeln: Den größten Risikofaktor für die Gesundheit, nämlich das Alter, werden wir nie kontrollieren können. Auch wenn es dem einen oder anderen schwer fällt, sich damit zu arrangieren.

Dennoch: Vieles am Herzen bleibt ein Leben lang gleich. Nur aufgrund des Alters verändern die Kammern ihre Größe kaum, es sei denn, sie wurden durch viel Sport dazu gebracht. Auch die Menge an Blut, die das Herz auf einmal in die Aorta pumpt, verändert sich altersbedingt erst einmal nicht.

Steckbrief: Das alte Herz

Seine größte Leistung

Wer das 70. oder 80. Lebensjahr erreicht, hat wahrscheinlich schon Freunde und Verwandte an den Krebs verloren. In diesem Alter mussten nicht wenige selbst schon eine Krebserkrankung überstehen. Darm, Lunge, bei Frauen die Brust, bei Männern die Prostata – hier finden sich die meisten Tumoren. Doch auch Nieren, Leber, Gehirn und andere Organe kann es treffen. Herztumoren sind dagegen extrem selten. Selbst Herzchirurgen bekommen sie nur selten zu sehen. Warum das Herz so wenig anfällig für Krebs ist, ist bisher nicht eindeutig geklärt. Möglicherweise hängt es damit zusammen, dass sich im Herzen nicht so viele Zellen teilen und neu bilden wie in anderen Organen.

Sein größter Feind

Viel Feind, viel Ehr, heißt es. Dem Seniorenherz gebührt entsprechend viel Ehre. Es muss all das ausbaden, was in den vergangenen Jahrzehnten schiefgelaufen ist. Dazu gesellen sich die unvermeidbaren Alterserscheinungen. Vermutlich muss es mit Bluthochdruck klarkommen und mit bereits verengten Herzkranzgefäßen. Gut möglich, dass ein paar kleinere Bereiche bereits den Dienst quittiert haben. Sein größter Feind aber, das weiß das Seniorenherz, ist einer, dem es am Ende zwangsläufig unterliegen wird: die Zeit.

Pflegehinweise

Das Herz will auch im Alter gefordert werden und freut sich deshalb über Bewegung – egal ob im Schwimmbad, bei der Gartenarbeit oder im Tanzkurs, für den früher immer die Zeit fehlte. Schon 20 Minuten täglich Spazierengehen dankt nicht nur das Herz: Auch das Risiko für Schlaganfälle sinkt.

Alles Schall und Rauch?

100 Jahre, 110, 120, sogar 122 Jahre lang kann ein menschliches Herz schlagen. Jeanne Louise Calment erreichte dieses Alter. Die Französin wurde 1875 geboren – da tüftelte Alexander Graham

Bell gerade an der Technik des ersten Telefons. Als sie 1997 starb, verschickten Menschen bereits per Handy SMS. Ein Großteil der Muskelzellen in Calments Herz arbeitete ihr gesamtes Leben lang, wie wir wissen. So schickten also Zellen, die mehr als 120 Jahre alt waren, rote Blutkörperchen, die höchstens ein Alter von 120 Tagen erreichen, auf ihre Reise durch den Körper.

Dass Calment, die bislang als ältester Mensch der Welt gilt, knapp ein Jahrhundert lang Raucherin war, lässt sicherlich jeden Arzt zusammenzucken, der versucht, seine Patienten von den Zigaretten loszueisen. Vermutlich werden viele französische Raucher bei so einem Vorschlag Calments Namen nennen, so wie die Deutschen dann immer »Helmut Schmidt!« rufen. Der erreichte trotz sicher sehr stressiger Berufsjahre als Kanzler und trotz Dauerqualmens ein gesegnetes Alter von 96 Jahren.

Dabei ist Rauchen eine schreckliche Belastung für die Lunge und das Herzkreislaufsystem. Von Tausenden im Tabakrauch enthaltenen Stoffen sind viele gefährlich. Sie zerstören Lungenbläschen, wodurch beim Atmen nicht mehr so viel Sauerstoff aufgenommen wird wie zuvor. Raucher werden deshalb kurzatmig und kommen schneller aus der Puste. Die Flimmerhärchen, die Fremdstoffe aus den Atemwegen schleusen, werden ebenso in Mitleidenschaft gezogen. Der von den Bronchien produzierte Schleim verändert sich. Ständiger Husten folgt. Krebserregende Substanzen im Zigarettenrauch steigern das Risiko eines Lungentumors. Fast alle Menschen, die daran erkranken, sind oder waren Raucher. Die beim Rauchen eingeatmeten Stoffe bleiben nicht alle in der Lunge, einige davon wandern weiter in die Gefäße, wo sie weiteren Schaden anrichten. Einiges lagert sich dort ab und befeuert die Arterienverkalkung.

Nikotin sorgt nicht bloß dafür, dass Zigaretten abhängig machen. Es verengt auch kurzfristig die Gefäße – was der Grund dafür ist, dass Raucher oft kalte Finger haben. Es lässt das Blut außerdem schneller gerinnen. Wer Zigaretten konsumiert, hat deshalb ein erhöhtes Risiko, Blutgerinnsel zu entwickeln.

Als wäre das noch nicht genug, enthält Zigarettenrauch auch Kohlenmonoxid. Nicht zu verwechseln mit Kohlendioxid, das wir im Körper produzieren und ausatmen. Kohlenmonoxid ist ein heimtückisches Gift: Wir können es weder sehen noch riechen oder schmecken. Atmen wir es ein, wandert es wie der Sauerstoff von den Lungenbläschen aus ins Blut – und schnappt dem Sauerstoff seinen Sitzplatz weg! Es schmiegt sich ganz fest ans Hämoglobin und lässt es nicht mehr los. Kohlenmonoxid ist eine Klette. Es bindet sich etwa 300-mal stärker ans Hämoglobin als der Sauerstoff.

Ein paar derart besetzte Fähren kann der Körper verkraften. Werden es jedoch zu viele, kommt trotz allem Atmen kein Sauerstoff mehr ins Blut. Zuerst stellen sich Müdigkeit, Kopfweh und Herzrasen ein. Man wird benommen und schwindelig, auch das Sehvermögen nimmt ab. Je mehr Kohlenmonoxid im Körper kreist, desto heftiger werden die Symptome – bis hin zum Kreislaufkollaps und zum Tod.

Bei Nichtrauchern ist in aller Regel weniger als 1,5 Prozent des Hämoglobins durch Kohlenmonoxid blockiert, was als unproblematisch gilt. Bei Rauchern sind es zwischen 3 und 15 Prozent. Zum Vergleich: Bei nichtrauchenden indischen Verkehrspolizisten, die zwangsweise viele Autoabgase einatmen, liegt dieser Wert laut einer Studie zwischen 2,5 und 5 Prozent. Rauchen ist also deutlich schädlicher als die vom Straßenverkehr verpestete Großstadtluft (mit der ja auch nicht zu spaßen ist). Akute Symptome einer Vergiftung zeigen sich meistens bei Werten über 10 Prozent. Menschen, die bereits herzkrank sind, können jedoch schon deutlich niedrigere Konzentrationen schaden. Diese negativen Folgen des Rauchens sollte man nicht vergessen, auch wenn sehr wenige glückliche Raucher wie Schmidt oder Calment von vielen dieser Schäden verschont blieben.

Alles hat ein Ende …

In Deutschland wird genau darüber Buch geführt, woran die Menschen sterben. Mehr als 4 500 verschiedene Todesursachen listet das Bundesamt für Statistik in seiner jährlichen Bilanz auf. Von den sehr häufigen, wie der koronaren Herzkrankheit, also der Verkalkung der Herzkranzarterien, der Herzschwäche und dem Lungenkrebs, an denen hierzulande jedes Jahr Zehntausende sterben, hin zu sehr seltenen wie etwa einer durch Mumps-Viren verursachten Hirnentzündung, die im Jahr 2015 nur ein Todesopfer in Deutschland forderte.

Allen Todesarten gemein ist der Prozess des Sterbens: Irgendwann bleibt das Herz stehen, die Organe erhalten kein Blut mehr und sterben nach und nach ab. Am empfindlichsten ist, wie schon beschrieben, das Gehirn. In wenigen Minuten verbraucht es all seine Reserven. Die Hirnströme erlöschen, das Organ stirbt.

Mit dem Fortschreiten der Medizin änderte sich auch die Definition des Todes. Lange galten Menschen als tot, sobald weder Atem noch Puls erkennbar waren. (In Wirklichkeit ist dies hoffentlich nur der Moment, in dem jemand mit der Herzdruckmassage, der Reanimation beginnt.) Heute betrachten wir den Hirntod, also das unwiederbringliche Erlöschen aller Hirnfunktionen, als das entscheidende Merkmal, das die Toten von den Lebenden trennt.

Die Intensivmedizin ermöglicht es heute, die Atmung und den Kreislauf von Menschen für eine Weile aufrechtzuerhalten, obwohl der Hirntod schon eingetreten ist. Somit können die anderen Organe weiterleben, was Organspenden ermöglicht – und einige ethische Fragen aufwirft.

Ist jemand gestorben und von allen medizinischen, lebenserhaltenden Geräten abgekoppelt, zeigen sich schnell weitere unverkennbare Merkmale: Bereits nach etwa einer halben Stunde erscheinen sogenannte Totenflecken. Weil das Herz das Blut nicht mehr in Bewegung hält, sackt die Flüssigkeit durch die Schwerkraft nach unten. Liegt eine Leiche auf dem Rücken, verfärbt sich die Haut dort blau und violett. Wenige Stunden nach dem Tod setzt die Totenstarre ein, weil die Muskelfasern ohne die nötige Blutversorgung erstarren. Sie löst sich wieder nach etwa drei Tagen, wenn der Körper sich zunehmend zersetzt.

Kapitel 3

Frauenherzen sind anders, Männer- herzen auch

Steckbrief:
Das Frauen- und das Männerherz

Das Frauenherz

Seine große Stärke

Wer im Duden Wort »robust« nachschlägt, erfährt, dass es den Bedeutungen »kräftig«, »stabil«, »nicht empfindlich oder leicht irritierbar« entspricht. Oberstes Beispiel: »eine robuste Person, Frau«. Ich möchte gern ergänzen: »ein robustes Organ, Frauenherz«. Das Frauenherz ist der Inbegriff des Robusten. Bis zum Beginn der Wechseljahre sind die Herzkranzgefäße von Frauen meist tipptopp. Und Frauen, die doch einen Infarkt bekommen, sind im Schnitt 10 bis 15 Jahre älter als Männer, die dieses Schicksal teilen.

Sein größter Feind

Einen guten Teil seiner Unempfindlichkeit verdankt das Frauenherz den Östrogenen, also den weiblichen Sexualhormonen. Mit den Wechseljahren sinkt der Östrogenspiegel, das Frauenherz wird leichter irritierbar. Weil Frauen schon in jungen Jahren immer wieder hören, wie wichtig die Brustkrebsfrüherkennung ist, achten sie genau darauf, ob sich möglicherweise Knoten gebildet haben, und nehmen die Termine beim Frauenarzt wahr. Dass sie auch auf ihr Herz achten müssen, ist dagegen weniger im Bewusstsein. Zusätzlich macht sich ein Infarkt bei Frauen oft mit anderen Symptomen bemerkbar als bei Männern und wird deshalb sowohl von der Betroffenen selbst als auch von Ärzten nicht sofort als solcher erkannt. Weil beim Infarkt jede Minute zählt, ist das ein gefährlicher blinder Fleck! Wenn Frauen einen Infarkt haben, dann haben sie schlechtere Chancen, diesen zu überleben.

Pflegehinweise

Verhüten Frauen mit der Antibabypille, steigt ihr Thromboserisiko. Weil die Blutgerinnsel in die Lunge oder ins Gehirn wandern können, ist es möglich, dass sie eine lebensgefährliche Lungenembolie oder einen Schlaganfall auslösen. Zwar ist das Risiko für diese Komplikationen sehr, sehr gering, aber es ist vorhanden. Durch Zigarettenkonsum steigt es weiter an. Raucherinnen, die über 35 Jahre alt sind, sollten deshalb nicht hormonell verhüten – oder sich das Rauchen abgewöhnen. Besonders herzlich bedanken wird sich das Frauenherz auch aus schon genannten Gründen für Variante zwei.

Das Männerherz

Seine große Stärke

Das Männerherz ist ein faszinierendes Organ: Jeden Tag schlägt es etwa 100 000 Mal und pumpt dabei mehr als 7 000 Liter Blut durch den Körper. Jeden einzelnen Tag, ohne Pause. Die Muskelzellen, die das bewerkstelligen, ackern länger als ein Jahrhundert durch, wenn alles gut läuft. Trotz dieser unglaublichen Leistung ist das Männerherz nur zweiter Sieger, denn all das vollbringt das Frauenherz ebenso – und glänzt dabei mit einer Unverwüstlichkeit, die dem Männerherzen leider fehlt. Aber das trägt das Männerherz mit Würde.

Sein größter Feind

Fettleibigkeit ist schlecht fürs Herz, ganz besonders fürs Männerherz. Legen Frauen an Gewicht zu, macht sich das vor allem durch von ihnen ungeliebte Fettpolster an Po und Beinen bemerkbar, die klassische Birnenform. Dicke Männer dagegen nehmen sich den Apfel zum Vorbild, mit kugelrundem Bauch. So wie man Äpfel und Birnen nicht gleichsetzen kann, so bestehen gravierende Unterschiede zwischen Bauch- und Pofett. Fettzellen im Bauchbereich schicken deutlich mehr Entzündungsstoffe ins Blut, die die Arterienverkalkung sowie die Entstehung von Diabetes fördern.

Pflegehinweise

Unter den 25- bis 69-jährigen Männern in Deutschland raucht fast jeder Dritte – bei den Frauen ist es »nur« jede Fünfte. Für das Herz bedeutet jede Zigarette Stress pur. Schafft ein Raucher den Entzug, halbiert sich sein Risiko für eine koronare Herzerkrankung binnen eines Jahres. Bis es wieder auf dem Level eines Nichtrauchers ist, vergehen allerdings etwa 15 Jahre. Ein bisschen nachtragend ist es doch, das Männerherz.

Typisch Mann, typisch Frau?

Mit Schmerzen im Brustkorb und hochrotem Kopf wird der Patient in eine Klinik in Norddeutschland eingeliefert. Er hat goldrichtig auf den Schmerz reagiert, indem er sofort den Rettungsdienst rief. Die Ärzte vermuten, dass er einen Herzinfarkt erlitten hat, und nehmen ihm Blut ab, um den sogenannten Troponinwert zu bestimmen. Er ist bei einem Infarkt erhöht. Der Patient ist bester Laune. Ohne Punkt und Komma spricht er mit dem behandelnden Arzt und lobt ihn und seine Zunft in höchsten Tönen. Er habe volles Vertrauen in die moderne Medizin. Jetzt könne ihm nichts Schlimmes mehr passieren, er befinde sich ja in kompetenten Händen. Seine Kompetenz liege in einem anderen Bereich, erzählt er weiter. Ausführlich berichtet der Mann von aufregenden Berufsjahren, in denen er quasi täglich ein anderes fernes Land bereiste. Mit Staatschefs habe er gesoffen, bis der Deal im Kasten war. Er habe mit Gummi gehandelt, Autoindustrie, wichtige Abnehmer in der Heimat. Auch in Deutschland habe er so manches Geschäft mit seinen Partnern kräftig begossen – bis zum Umfallen hätten sie gefeiert, erzählt er. Geraucht hat er auch.

Das Ergebnis des Troponintests bestätigt den Verdacht der Mediziner: Der Mann hat einen Infarkt. Viele Menschen fürchten nach der Diagnose um ihr Leben und trauern um ein Stück verlorene Gesundheit. Doch der Patient gibt sich unbeeindruckt und erzählt nahtlos weiter aus seinem Leben. Ja, vielleicht habe sein Lebensstil dazu beigetragen, dass es nun nicht so gut um seine Gesundheit stehe, meint er kurz, dann schwenkt er wieder zu einem Erlebnis in Brasilien.

Der Mann, das ist eine wichtige Information, ist 87 Jahre alt und erfreute sich bis zu diesem Zeitpunkt bester Gesundheit. Während seines Klinikaufenthalts hat er noch einige Geschichten aus seinem ereignisreichen Leben zum Besten gegeben und zeigte sich von den gesundheitlichen Vorgängen in seinem Körper weitestgehend unbeeindruckt.

Quizfrage:

Sind die Herzkranzgefäße schon schlecht durchblutet, sodass das Herz immer wieder Atemprobleme hat, macht sich ein brennender, krampfartiger Schmerz im Brustraum breit. Genannt wird dies »Angina pectoris«, Enge der Brust. Welches Medikament wurde ursprünglich entwickelt, um von Angina pectoris Betroffenen zu helfen, kam dann aber mit einer ganz anderen Wirkung auf den Markt?

a) Die Potenzpille Viagra.

b) Der Faltenkiller Botox.

c) Das Haarausfall bekämpfende Propecia.

(Antwort auf der übernächsten Seite)

Dieselbe Notaufnahme an einem anderen Tag: Eine 50-jährige Frau berichtet von starkem Herzrasen, Schwindel und Luftnot.

Etwa zehn Sekunden litt sie unter den Symptomen, die sie als lebensbedrohlich empfand, dann ging es ihr schlagartig besser. Die Ärzte schließen die Patientin an ein EKG an. Sie nehmen an, dass die Frau eine Herzrhythmusstörung hatte. Um diese richtig zu behandeln, benötigen sie eine Aufzeichnung eines solchen Ereignisses. Nur damit können sie verlässlich beurteilen, was die Frau genau plagt. Mehrere Stunden lang zeichnet das EKG ohne Pause ihre Herzströme auf. Damit sie selbst den Monitor des Geräts immer im Blick behalten kann, legt sich die Frau mit dem Kopf ans Fußende. Sie wartet auf ein neues Ereignis. Doch das tritt nicht ein.

Als die Ärzte sie aus dem Krankenhaus entlassen wollen, sträubt sie sich. Etwas stimme nicht mit ihr und sie wolle genau wissen, was es sei. Sie sorgt sich, dass die Symptome wieder einsetzen, sobald sie zu Hause ist. Erst nach einem längeren Gespräch lässt sie sich beruhigen und davon überzeugen, die Klinik zu verlassen. Die Angst vor einer neuen Attacke bleibt – und die kann ihr momentan keiner nehmen.

Zwei Menschen, zwei völlig unterschiedliche Reaktionen auf ein ernstes Herzproblem. Typisch Frau, typisch Mann? Nicht immer.

Da gibt es auch den Patienten, der mit einer koronaren Herzerkrankung in die Klinik kommt. Mit einem Herzkatheter, einem dünnen Schlauch, der in die Gefäße geschoben wird, entdecken die Kardiologen eine einzelne Verengung. Sie schieben einen Stent, vereinfacht gesagt ein röhrenförmiges Drahtgeflecht, hinein. Es hält das Gefäß von nun an offen. Zwei Monate später steht der Patient wieder auf der Matte und fordert eine weitere Untersuchung per Herzkatheter. Die Beschwerden seien wieder genauso wie vorm Setzen des ersten Stents. Medizinisch betrachtet ist die von ihm verlangte Maßnahme unsinnig. Die Ärzte haben ja erst vor zwei Monaten alle Herzkranzgefäße in Augenschein genommen und keine weiteren Verengungen entdeckt. Bedrohliche Verkalkungen aber entstehen nicht binnen zwei Monaten. Sinnvoll wäre die

Antwort a) ist richtig: Viagra. Anfang der neunziger Jahre testete der Pharmakonzern Pfizer das gefäßerweiternde Mittel in ersten Studien. Diese fanden, wie es üblich ist, an gesunden Freiwilligen statt, um die verträgliche Dosis und mögliche Nebenwirkungen zu ermitteln. Einige der Männer berichteten von plötzlichen Erektionen. Nach ein paar Untersuchungen schwenkte Pfizer um und entwickelte Viagra zu einem Medikament für Männer mit Potenzproblemen.

Untersuchung nur, wenn beim letzten Termin an anderen Stellen weitere Verkalkungen aufgefallen wären. Angesichts der guten körperlichen Belastbarkeit des Patienten scheint auch ein Problem mit dem bereits gesetzten Stent extrem unwahrscheinlich.

Dennoch kommt es häufiger vor, dass Patienten relativ kurz nach einer Stentimplantation auf eine weitere Untersuchung bestehen – und sie dann auch bekommen. Nach der kürzlich gestellten Diagnose kommt es oft zu einer gesteigerten Selbstwahrnehmung und jedes kleine Zwicken in der Brust wird eher überbewertet. Der Patient kann während der Untersuchung zuschauen, wie der Katheter durch die Gefäße wandert. Sind diese schön glatt, nimmt das viel Furcht. Leider lehrt die Erfahrung, dass Patienten unter Angabe der genannten Beschwerden immer einen Arzt finden, der die Untersuchung erneut durchführt. Auch wenn deren Durchführung rein objektiv manchmal nicht ausreichend begründet ist. Aus Sicht der Ärzte ist die Herzkatheteruntersuchung jedenfalls eher eine psychotherapeutische, also beruhigende als eine kardiologische Maßnahme.

Aber jeder weiß, dass Herzerkrankungen potenziell lebensbedrohlich sein können. Das führt in nicht wenigen Fällen zu einer starken Fixierung auf dieses Thema, die bis hin zu Angstattacken führt – die dann die falsche Überzeugung verstärken, man stehe kurz vor einem erneuten Infarkt. Hier helfen erklärende Gespräche noch am besten, für die jedoch nicht selten die Zeit fehlt. Meiner Erfahrung nach wäre deshalb eine engere psychologische Betreuung von Patienten mit gerade erkannter Herzerkrankung, insbesondere nach einem Herzinfarkt, sehr wünschenswert.

Natürlich gibt es auch Ehepaare, die dem Klischee entsprechen, wenn sie gemeinsam beim Arzt sitzen. Zum Beispiel, weil der Mann unter Luftnot leidet und man ein Herzleiden vermutet. Während er bei der Frage, wie stark seine Beschwerden seien, abwiegelt, verdreht seine Frau schon die Augen. Sobald er fertig ist, macht sie klar, dass er schamlos untertreibt und schildert heftigste Symptome. Dem Arzt hilft das, die tatsächliche Schwere einzuschätzen – nachdem der Mediziner etwas von ihrer Über- und seiner Untertreibung abgezogen hat, ergibt sich ein hoffentlich realistisches Bild.

Wir Ärzte erfahren bei diesen Gesprächen bisweilen genauso viel über das Eheleben unserer Patienten wie über deren Gesundheit. Etwa wenn die Schilderungen der Partnerin voller Rechthaberei gegenüber dem Gatten vorgetragen werden. Oder mit herzzerreißender Sorge um den Ehemann. Die Sorge ums eigene Herz und das der Liebsten findet sich jedenfalls bei Frauen und bei Männern. Manchmal sind allerdings auch Frauen erstaunlich unbekümmert angesichts einer ernsten Diagnose – ähnlich wie der umtriebige Ex-Manager vom Anfang des Kapitels.

Am Ende ist es auch zweitrangig, in welchem Maß Menschen solchen Geschlechterklischees entsprechen oder nicht. Ärzte sollten ihre Patienten nicht einfach in eine Schublade schieben. Vorurteile, dass Männer sich sowieso nicht um ihre Gesundheit scheren und Frauen in diesem Bereich überängstlich sind, verstellen leicht den Blick. Bedenkt man etwa, dass Herzinfarkte bei Frauen häufiger übersehen werden, kann es sogar lebensrettend sein, dass Ärzte »ihre« Beschwerden nicht vorschnell einer angeblich typisch weiblichen Übertreibung zuordnen und auf die leichte Schulter nehmen.

Hormone am Werk

Einige eindeutige Geschlechtsunterschiede gibt es jedoch. Am auffälligsten ist, dass Männer häufiger und früher Herzleiden entwickeln. So haben beispielsweise knapp vier Prozent der Männer im Alter von 50 bis 59 Jahren bereits einen Infarkt erlitten, aber lediglich ein Promille der Frauen, also eine von tausend. Fragt man Männer zwischen 60 und 69 Jahren, so hatten fast zwölf Prozent bereits einen Infarkt, bei Frauen sind es unter fünf Prozent. Diese Zahlen hat das Robert Koch-Institut für Deutschland erhoben. Auch die koronare Herzkrankheit erwischt Männer schon in jüngeren Jahren und insgesamt häufiger als Frauen. Im Schnitt erkranken Frauen 10 bis 15 Jahre später als Männer an Herzkreislaufleiden. Für sie steigt das Risiko vor allem nach den Wechseljahren an.

Dies hängt, wie schon erwähnt, unter anderem mit einer Gruppe weiblicher Geschlechtshormone zusammen, den Östrogenen. Sie mischen sich trotz ihrer Bezeichnung in weit mehr Prozesse ein als bloß Sexualität und Fortpflanzung. Auch Männer haben diese Hormone im Körper, aber in viel kleineren Konzentrationen als Frauen. Während die Östrogene bei Frauen in den Eierstöcken produziert werden, übernehmen bei Männern zum Großteil die Hoden diese Aufgabe. Östrogene senken den Blutdruck, indem sie die Produktion von Botenstoffen ankurbeln, die die Gefäße weiter werden lassen. Die Hormone verbessern die Cholesterinwerte, indem sie den Spiegel des »bösen« Cholesterins LDL senken und den des »guten« Cholesterins HDL erhöhen. Beides trägt dazu bei, die Gefäße vor Arterienverkalkung zu schützen. Auf der anderen Seite fördern Östrogene die Bereitschaft des Blutes zur Gerinnung. Dadurch erhöhen sie das Risiko von Thrombosen, die Frauen tatsächlich häufiger treffen als Männer.

Übrigens ist das Östrogen auch für einen Effekt verantwortlich, der nicht direkt mit dem Herzen zu tun hat – den sich viele Frauen aber (zu Unrecht) zu Herzen nehmen: Je höher der Östrogenspiegel, desto mehr Wasser wird im Körpergewebe zurückgehalten – während Männer überflüssiges Wasser gleich über die Nieren ausscheiden. Dieser Mechanismus dient eigentlich dem »Abpuffern« von Durstphasen während einer Schwangerschaft. Auf jeden Fall sorgt er dafür, dass das Körpergewicht von Frauen stärker schwankt als das von Männern. Da es sich aber nur um einen hormonell bedingt unterschiedlichen »Wasserstand« im Körper handelt und nicht um Fett, gibt es keinen Grund, auf eine Gewichtszunahme im Rahmen des Zyklus mit panischen Diäten zu reagieren.

Sogar die Herzmuskelzellen haben auf ihrer Oberfläche Andockstellen für Östrogene; die Geschlechtshormone verhindern vermutlich das Absterben von Herzmuskelzellen. Denn in bestimmten Situationen leiten Körperzellen eine Selbstzerstörung ein, die *Apoptose*. Dies ist zum Beispiel sinnvoll, wenn sich Gewebe erneuern muss oder das Erbgut in der Zelle stark beschädigt wurde. Dass auch Herzmuskelzellen diesen Weg gehen können, ist bekannt. Vernichten sich aber unter bestimmten Umständen zu viele von ihnen selbst, verliert die Pumpe Kraft und eine Herzschwäche entsteht.

Ein weiterer Effekt dieser Geschlechtshormone ist Segen und Fluch zugleich: Sie halten unsere Körperabwehr, das Immunsystem, in höherer Alarmbereitschaft. Wer meint, Frauen sorgten sich grundsätzlich stärker um ihre Gesundheit, darf sich bestätigt fühlen: Das tut ihr Körper aufgrund des Östrogens schon von selbst. Ein aktiveres Immunsystem geht schneller gegen eindringende Viren, Bakterien und andere Parasiten vor, ein echter Vorteil. Was ist der Nachteil? In seltenen Fällen irren Immunzellen sich bei der Einteilung von Freund und Feind, sodass sie trotz der eigentlich korrekt gehissten Flaggen auf den Zellen körpereigenes Gewebe angreifen. Solche sogenannten Autoimmunkrankheiten treten bei Frauen häufiger auf als bei Männern. Zu diesen Krankheiten zählen unter anderem die *Multiple Sklerose*, bei der Immunzellen die

Schutzummantelung von Nervenzellen zerstören, *Morbus Crohn*, bei dem die Darmschleimhaut angegriffen wird, oder Rheumaerkrankungen, bei denen Gelenke befallen werden.

Und was ist mit Testosteron?

Welchen Einfluss das männliche Geschlechtshormon Testosteron auf das Herzkreislaufsystem hat, ist schwerer zu beantworten. Fürs Testosteron gilt aber dasselbe wie für die Östrogene: Es findet sich bei beiden Geschlechtern. Nur dass hier die Frauen deutlich weniger als die Männer haben.

Quizfrage:

Im Mutterleib sind Ungeborene sowohl Östrogenen als auch Testosteron ausgesetzt. Die Konzentration des männlichen Geschlechtshormons hat einen kleinen, aber besonderen Effekt, den man ein Leben lang sieht. Welchen?

a) Es sorgt dafür, dass der Ringfinger stärker wächst als der Zeigefinger.

b) Es führt dazu, dass der zweite Zeh über den großen hinausragt.

c) Es macht den Daumen beweglicher, sodass man das oberste Glied weit nach hinten überdehnen kann.

(Antwort auf der übernächsten Seite)

Testosteron fördert die Bildung roter Blutkörperchen, Männer haben deshalb mehr davon als Frauen. Untersucht der Arzt das Blutbild im Labor, findet sich ihre Anzahl unter dem Begriff *Erythrozyten*, was aus dem Griechischen übersetzt nichts anderes heißt als »rote Zelle«. Bei Frauen sind 4 bis 5,2 Millionen Erythrozyten pro Mikroliter Blut normal, bei Männern sind es 4,5 bis 5,9 Millionen.

Des Weiteren lässt Testosteron Muskeln wachsen, Haare ausfallen und beeinflusst die Psyche. Fragt man transsexuelle Männer, die im Rahmen ihrer Geschlechtsangleichung Testosteron erhalten, so erzählen sie von gestiegenem Selbstbewusstsein, größerer Entscheidungsfreude und auch gestiegener Aggressivität.

Früher haben Wissenschaftler angenommen, dass Testosteron dem Herzkreislaufsystem schadet, so wie Östrogen es schützt. Beides zusammen würde ja bestens erklären, weshalb Frauen sich einer robusteren Herzgesundheit erfreuen. Inzwischen geht man jedoch davon aus, dass ein normaler Testosteronspiegel gut fürs Herz ist. Es sieht so aus, als würde das männliche Geschlechtshormon etwas Schutz vor Arteriosklerose bieten. Außerdem haben Männer mit sehr niedrigen Testosteronwerten eher koronare Herzkrankheiten. Möglicherweise, weil das Hormon dazu beiträgt, die Herzkranzgefäße zu weiten und damit offen zu halten.

Im Alter nimmt der Testosteronspiegel bei Männern ab – genauso wie der Östrogenspiegel nach den Wechseljahren bei den Frauen. Beiden Geschlechtern bieten Ärzte an, ihnen diese Hormone zu verabreichen, um den Mangel auszugleichen. Bei Frauen geschieht dies, wenn sie stark unter Wechseljahresbeschwerden leiden. Bei Männern, wenn sie durch das Defizit abgeschlagen und in jeglichem Sinn lustlos geworden sind. Herz und Gefäße schützen diese Therapien, bei denen die Hormone von außen zugeführt werden, nach aktuellem Wissenstand leider nicht. Die Hormonersatztherapie in den Wechseljahren erhöht sogar das Risiko für Thrombosen, Embolien und Schlaganfälle. Auch gibt es schwankende Angaben zu einem gesteigerten Krebsrisiko aufgrund der künstlich zugeführten Hormone. Grundsätzlich ist mir dieses Aufbäumen gegen die Natur und das Altern mithilfe synthetischer Laborprodukten auch suspekt. Aber vielleicht habe ich da als (noch) junger Mensch auch leicht Reden.

Antwort a) ist richtig: Wer im Mutterleib relativ viel Testosteron ausgesetzt war, bei dem ist der Ringfinger eher länger und der Zeigefinger eher kürzer. Die Unterschiede sind aber minimal – und sehr viele andere Faktoren haben eine deutlich größere Aussagekraft. Sowohl bei Männern als auch bei Frauen ist der Zeigefinger meist etwas kürzer. Kurioserweise nutzen manche Wissenschaftler das Fingermaß trotzdem für ernsthafte Studien.

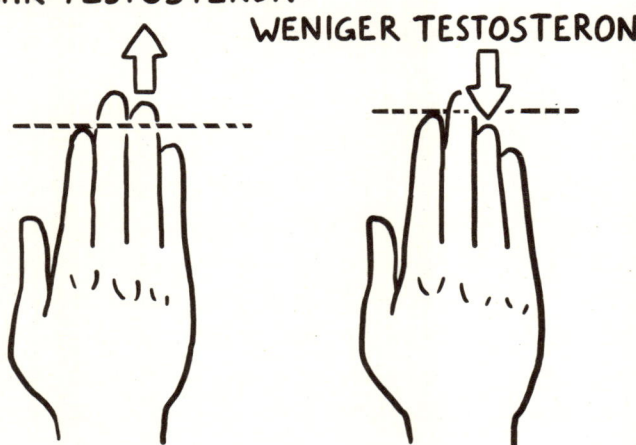

Sein Frühwarnsystem

Männer besitzen ein Frühwarnsystem in Sachen Herzgesundheit, das Frauen fehlt – ihren Penis. Lässt der sich hängen, Stichwort *erektile Dysfunktion*, ist das auch ein Warnruf des Herzens. Bei Männern mit Potenzproblemen entwickelt sich häufig schon eine koronare Herzkrankheit. Zwischen dem Beginn der Potenzstörung und den ersten spürbaren Effekten des Herzleidens liegen meist zwei bis fünf Jahre.

Sicher gibt es Angenehmeres, als seinem Arzt die nachlassende Manneskraft zu offenbaren. Aber es ist der richtige und nötige Schritt, sich medizinisch einmal durchchecken zu lassen – und zwar nicht nur vom Hausarzt oder Urologen, sondern auch vom Kardiologen und Gefäßmediziner. Die Experten können abschätzen, wie groß das Risiko fürs Herz ist, und so schon im Vorfeld gegensteuern. Und ein Rezept für ein Potenzmittel – neben Viagra gibt es inzwischen einige andere -, gibt es auf Wunsch dazu.

Hierzu fällt mir ein italienischer Patient ein – Typ Macho, wie aus dem Bilderbuch. Durchtrainiert, die Haarpracht eng anliegend mit Haargel zurückgekämmt, Designer-Sonnenbrille. Leider auch das Big-Pack Marlboro in der Brusttasche des Hemds. Nun hatte zuerst das »Frühwarnsystem« und in der Folge sein Besitzer jegliche Kraft und den Lebenswillen verloren. Im Aufnahmegespräch ging es sehr wenig um den vorhandenen Druck im Brustkorb und sehr viel um die ebenfalls vorhandene Unfähigkeit richtig zu »v...«. Nie wieder habe ich ein Patientengespräch mit so viel Gefluche und ehrlicher Verzweiflung erlebt. Seine Herzdurchblutung konnten wir für ein paar weitere Jahre sanieren – über die Entwicklung seiner Standhaftigkeit habe ich anschließend leider nichts mehr gehört. Hätte mich mal interessiert, ob die bessere Herzdurchblutung allein helfen kann – oder ob die blauen Rauten es richten konnten.

Gleiche Krankheit, unterschiedliche Symptome

Männer und Frauen haben nicht bloß ein unterschiedlich hohes Infarktrisiko. Der Ernstfall macht sich bei ihnen auch unterschiedlich bemerkbar.

Männer erleben oft eindeutige Alarmsignale: Sie verspüren starke Schmerzen im Brustbereich, die oft in die Arme (besonders den linken), die Schultern, den Rücken, Hals und Kiefer oder den Oberbauch strahlen. Diese Schmerzen dauern mindestens fünf Minuten an, oft aber viel länger. Dazu kommt ein massives Druckgefühl im Herzbereich, es fühlt sich an wie eingeschnürt. Manche beschreiben den Schmerz später auch als brennend. Oft haben die Betroffenen Todesangst. Kalter Schweiß steht ihnen auf der Stirn, das Gesicht ist fahl. Übelkeit und Erbrechen kommen oft noch hinzu, auch Atemnot ist eines der Symptome.

Erleiden Frauen ein Herzinfarkt, dann verspüren sie nicht unbedingt die starken Schmerzen im Brustbereich. Sie klagen nicht selten über Schmerz im Oberbauch; zu dem kann ein Gefühl der Enge im Brustkorb kommen, muss jedoch (aus Arztsicht »leider«) nicht. Zusätzlich leiden sie oft unter Atemnot, Übelkeit und Erbrechen.

Wegen der weniger eindeutigen Symptome passiert es eher, dass Frauen mit einem Infarkt nicht den Notarzt rufen – weil sie selbst nicht ahnen, dass sie gerade einen Infarkt erlitten haben. Und rufen sie doch einen Mediziner, besteht eher die Gefahr, dass der die Beschwerden falsch deutet. Aus diesen Gründen bekommen Frauen bei einem Infarkt häufig erst später die dringend benötigte medizinische Behandlung.

Gefährliche Gerinnsel

Dringend einen Arzt aufzusuchen, das wird auch jüngeren Frauen dringend empfohlen, wenn sie folgende Symptome wahrnehmen: Ein Bein ist geschwollen oder längs einer Vene sind Bein und Fuß geschwollen. Gleichzeitig schmerzt das Bein beim Gehen oder Stehen. Die Extremität ist ungewohnt warm oder verfärbt sich blass, rot oder blau. Dies sind die Symptome einer tiefen *Beinvenenthrom-*

bose, also eines Blutgerinnsels in einer Beinvene, die nicht dicht unter der Haut verläuft. Das Gerinnsel verstopft das Gefäß. Der Stau im Blutfluss verursacht die beschriebenen Beschwerden. Weitaus gefährlicher wird es, wenn sich das Gerinnsel löst, mit dem Blutstrom durch die rechte Herzkammer gepumpt wird und dann in einer Lungenarterie landet, die es dann verstopft. Leider kann so ein Gerinnsel sogar direkt in der Lunge erst entstehen, sodass Warnzeichen wie der Beinschmerz fehlen. Eine solche Lungenembolie kann eine plötzliche Atemnot, stechenden Brustschmerz, Benommenheit und Schwindel auslösen. Möglich ist auch ein blutiger Husten. Das Herz schlägt schnell oder unregelmäßig, der Magen schmerzt. In schweren Fällen bricht der Kreislauf zusammen. Ohne schnelle Hilfe kann die Sache leicht tödlich enden.

Viele Frauen werden die Beschreibung dieser Symptome kennen. Sie stehen auf den Beipackzetteln von Antibabypillen, die ein Östrogen und ein Gestagen enthalten. Diese erhöhen das Risiko von Thrombosen und Embolien. Einige der neueren Präparate auf dem Markt steigern es sogar stärker als die älteren Pillen. Das Bundesinstitut für Arzneimittel und Medizinprodukte nannte 2013 dazu diese Zahlen: Etwa zwei von 10 000 Frauen, die nicht hormonell verhüten und nicht schwanger sind, erleiden jährlich eine venöse Thromboembolie. Das Risiko, abhängig vom in der Pille (oder einem andere hormonellen Verhütungsmittel) enthaltenen Gestagen eine Thrombose zu erleiden, ist im Vergleich dazu bei diesen Hormonen entsprechend unterschiedlich höher: Bei *Levonorgestrel, Norethisteron* oder *Norgestimat* erleiden in einem Jahr etwa fünf bis sieben von 10 000 Frauen eine Thrombose. Bei *Etonogestrel* oder *Norelgestromin* sind es etwa sechs bis zwölf von 10 000 Frauen *und bei Drospirenon, Gestoden* oder *Desogestrel* etwa neun bis zwölf von 10 000 Frauen. Für die Gestagene *Chlormadinon, Dienogest* oder *Nomegestrol gibt es* noch nicht ausreichend Daten, um das Risiko abzuschätzen.

Nehmen Frauen schon länger eine Pille mit höherem Risiko und vertragen sie gut, ist es aber nicht sinnvoll, zu wechseln. Denn das Risiko für ein Blutgerinnsel ist vor allem im ersten Jahr der Einnahme oder nach einer längeren Pillenpause erhöht. Die Thrombosegefahr steigt auch während und direkt nach einer Schwangerschaft. Von 10 000 Schwangeren erleiden fünf bis zwölf eine Thromboembolie. Zudem trifft es in den ersten sechs Wochen nach der Geburt drei bis sieben von 10 000 Müttern.

Fataler Fingerhut

So wie sich die Herzen von Männern und Frauen etwas unterscheiden, so haben auch andere Organe je nach Geschlecht ihre Eigenheiten. Deshalb ist es wenig überraschend, dass manche Medikamente bei Frauen und Männern unterschiedlich wirken. Dennoch haben Wissenschaftler in früheren Jahrzehnten die Wirkung neuer Arzneimittel vor allem an Männern getestet. Für die Forschung sind sie die einfacheren Probanden: Sie haben keinen Monatszyklus, dessen Hormonschwankungen möglicherweise Effekte des Medikamentes abfedern oder schlicht verändern. Und sie können nicht während einer Studienteilnahme schwanger werden, sodass also kein ungeborenes Kind unwissentlich einer Substanz ausgesetzt wird, die schrecklichen Schaden anrichten könnte.

Wie wichtig es dennoch ist, Medikamente an beiden Geschlechtern zu testen, zeigt unter anderem eine Studie, die Anfang der Neunziger in den USA und Kanada lief: Fast 8 000 Patienten mit einer Herzschwäche erhielten den damals häufig genutzten Wirkstoff Digoxin oder ein Placebo, also eine wirkstofffreie Tablette. Die Ärzte fragten sich damals, ob die aus dem Fingerhut stammende Substanz wirklich hilft oder schadet. Digoxin erhöht die Kontraktionskraft des Herzens und senkt die Reizschwelle der Herzzellen, diese werden also leichter zur Arbeit angeregt; gleichzeitig senkt es den Puls. In zu hoher Konzentration ist es jedoch giftig, neben Übelkeit, Schmerzen und Benommenheit drohen Herzrhythmusstörungen, Sehstörungen, Halluzinationen. An einer Überdosierung kann man sogar sterben.

Als Forscher die Studie erstmals auswerteten, stellten sie fest, dass Patienten, die Digoxin erhalten hatten, seltener erneut ins Krankenhaus mussten. Innerhalb der knapp dreijährigen Studienzeit starben etwa genauso viele Teilnehmer aus der Digoxin- wie aus der Placebo-Gruppe. Somit könnte man sagen, dass das Präparat die Beschwerden lindert. Die Patienten gingen ja seltener ins Krankenhaus, und das ging nicht auf Kosten ihrer Sterblichkeit. Fast zehn Jahre später, 2002, veröffentlichten Forscher eine weitere Auswertung der Studiendaten. Dieses Mal hatten sie überprüft, ob es den Frauen und Männern unterschiedlich ergangen war. Ihr Ergebnis: Patientinnen, die Digoxin erhalten hatten, starben häufiger als jene, die ein Placebo bekommen hatten. Inzwischen hat Digoxin keine so große Bedeutung mehr, weil besser verträgliche Wirkstoffe auf den Markt gekommen sind – aber es wurde viele Jahre lang verordnet. Nach dieser Datenanalyse könnten also Frauen einem höheren Sterberisiko ausgesetzt gewesen sein. Hätte man die Untersuchungen mit mehr Frauen durchgeführt, hätte dieser Zusammenhang wohl früher festgestellt werden können.

Es muss hier allerdings angemerkt werden, dass diese sogenannten post-hoc-Analysen, also Datenbewertungen im Nachhinein, je nach verwendeter Statistikmethode sehr unterschiedliche Ergebnisse zutage fördern können. So haben nachträgliche Analysen eines Datensatzes über das nah verwandte Medikament Digitoxin einmal eine gesteigerte, einmal eine gleichbleibende und einmal eine geringere Sterblichkeit bezüglich der untersuchten Patienten ergeben. Jedoch wurde im genannten Beispiel nicht zwischen Frauen und Männern unterschieden, es waren auch hier, wie eigentlich immer, mehr Männer beteiligt.

Selbstverständlich ist es jedoch wichtig, dass an Medikamententests gleich viele Frauen und Männer teilnehmen, da die Mittel später ja auch beiden Geschlechtern verschrieben werden. Bis heute gibt es hier Defizite. Ein besonders frappierender Fall betrifft sogar ein Medikament, das nur für Frauen gedacht ist: In den USA ist 2015 ein Mittel auf den Markt gekommen, das die Libido von Frauen steigern soll. Gedacht ist es für Frauen, denen ihr geringes sexuelles Verlangen starken Kummer bereitet. Ein Problem des Wirkstoffs Flibanserin, vertrieben unter dem Markennamen *Addyi*, sind seine Nebenwirkungen. Das Mittel kann müde und benommen machen, bis hin zur Ohnmacht. Es wird deshalb empfohlen, es abends, vorm Zubettgehen einzunehmen. Alkohol verstärkt die Nebenwirkungen des Medikaments. Nimmt eine Frau das Mittel, sollte sie komplett auf Alkohol verzichten, heißt es. Nun muss man davon ausgehen, dass nicht jede Frau, die diese Pille täglich schluckt, zur Abstinenzlerin wird. Die US-Arzneimittelbehörde verdonnerte den Hersteller zu einer kleinen Sicherheitsstudie, in der Probanden bewusst soffen und Flibanserin schluckten. Moment, Probanden, nicht Probandinnen? Genau: 25 Menschen nahmen an dieser Studie teil – zwei Frauen, 23 Männer. Die Behörde nickte das ab, das Medikament wurde zugelassen. Meiner Meinung nach ist dieses Studiendesign doch eher fragwürdig.

Zwischenfrage: Frauen haben ständig kalte Füße – ist das auch eine Herzensangelegenheit?

In Büros mit Klimaanlagen lässt sich im Sommer ein über den gesamten Tag ziehender Tanz beobachten. Schritt: Ein männlicher Kollege dreht die Anlage auf, um den Raum zu kühlen. Pause, Rauschen, Seufzen. Schritt: Eine Kollegin schreitet zu den Knöpfen der Macht und dreht die Kühlung runter. Pause, Stille, Grummeln. Schritt: Der Kollege macht sich wieder auf den Weg. Auf seiner Stirn klebt etwas Schweiß, unter den Achseln auch. »Es ist schon viel zu kalt«, sagt sie. »Es ist zu heiß«, sagt er. Aus dem Tanz wird ein Kampf.

Im Durchschnitt frieren Frauen schneller als Männer. Herz und Kreislauf sind daran aber nicht schuld, sondern es hat mehrere andere Gründe. Als erstes haben Frauen meist einen geringeren Anteil Muskelmasse als Männer. Muskeln produzieren Wärme. Männer heizen sich also schon mal besser ein. Frauen sind zusätzlich – immer vom Durchschnitt aus betrachtet – kleiner als Männer. Wer klein ist, hat im Verhältnis zum Körpergewicht mehr Oberfläche und verliert darüber mehr Wärme. Aus demselben Grund frieren dünne Menschen auch schneller als Übergewichtige. Darüber hinaus haben Frauen auch eine dünnere Haut. Die von Männern ist knapp anderthalbmal so dick. Das verstärkt den Wärmeverlust weiter.

Alles zusammengenommen führt dazu, dass sich Frauen bei Büroarbeit bei einer Raumtemperatur wohl fühlen, die etwa drei Grad Celsius über dem Optimum der Männer liegt. Deshalb ist es so schwierig, beim Kampf um die Klimaanlage einen Kompromiss zu finden.

Kapitel 4

Ist Kaffee gefährlich fürs Herz?

Liebe Leserin, lieber Leser: Manchmal wünschen wir uns, dass das Leben einfach wäre. Dann könnte ich an dieser Stelle bloß eine Tabelle präsentieren: So und so viel Sport, diese Ernährung, jenes Stresslevel und voilà – das Herzoptimum ist erreicht. Aber ganz so simpel ist es nicht. Und wer weiß: Vielleicht wäre das Leben dann auch schrecklich langweilig?

Treten wir also einen Schritt zurück von den vielen Empfehlungen, die Ärzte geben, und beschäftigen uns mit der Frage, auf welche Weise Forscher und Mediziner überhaupt erfahren, was das Herz erfreut und was ihm schadet. Denn wer seine Mitmenschen von einer medizinischen Weisheit überzeugen will, wedelt ja in der Regel mit einer »Studie«, die angeblich eindeutig belegt habe, dass ... Für den Laien und ehrlich gesagt oft auch für uns Fachleute ist der Wust an Studien unüberschaubar, und die Tatsache, dass die Ergebnisse sich oft (zumindest scheinbar) diametral widersprechen, verunsichert natürlich. Ob Studien eine gute Methodik hatten oder eine fragwürdige, ob sie mit staatlichen Geldern finanziert wurden oder von der Industrie, ist für die Öffentlichkeit oft schwer zu erkennen.

Wie sehen die berühmten Studien also aus? Zum einen gibt es große Langzeituntersuchungen, die sogenannten epidemiologischen Studien, in denen Tausende Teilnehmer über viele Jahre regelmäßig Auskunft über ihren Lebensstil geben. Ob sie verheiratet sind. Was sie verdienen. Ob sie rauchen und Alkohol trinken. Was sie essen. Wie oft sie Sport treiben. Welche Krankheiten sie plagen. Wie gestresst sie sich fühlen. Und vieles mehr. Wissenschaftler analysieren die Datenflut nach möglichen Zusammenhängen. Kann es sein, dass Menschen, die oft Wurst essen, früher am Herzen erkranken? Erfreuen sich jene, die mindestens dreimal die Woche joggen gehen, länger eines fitten Herzkreislaufsystems?

Die Krux dieser Analysen ist, dass sie zwar mögliche Zusammenhänge zeigen, aber nicht beweisen, ob man es hier mit Ursache und

Wirkung zu tun hat. Nehmen wir das Beispiel mit dem Sport und dem kräftigen Herzen. Alle Teilnehmer haben über Jahre mitgeteilt, wie sie sich fit halten, und durch Krankenhausdaten und Todesregister wissen die Forscher, wer einen Infarkt erlitten hat oder gar daran gestorben ist. Die mit einem ordentlichen Sportpensum werden älter. Beweist das allein schon, dass Sport gut fürs Herz ist? Nein.

Denn jene, die regelmäßig Sport treiben, verhalten sich auch in anderen Situationen anders als die Couchpotatos. Unter ihnen finden sich mehr, die ausgewogen essen, weniger Übergewichtige, weniger Raucher. Zwar rechnen die Wissenschaftler all diese zusätzlichen Faktoren mit ein. Dennoch bleibt immer ein Zweifel, ob nicht etwas anderes den beobachteten Unterschied erklärt. Vielleicht ist es sogar andersherum – und Menschen, die von Natur aus ein besonders robustes Herz haben, treiben einfach gern Ausdauersport? Oder macht vielleicht sogar ein schwaches Herz Appetit auf Pommes? Trotz dieser Unsicherheiten sind solche Studien sinnvoll. Sie liefern Hinweise und tragen dazu bei, neue Erkenntnisse zu gewinnen. Weisen viele, unabhängig voneinander durchgeführte Untersuchungen aus verschiedenen Ländern zum Beispiel in dieselbe Richtung, ist das schon ein sehr deutliches Zeichen.

Als zweites kommen Studien an Zellkulturen oder Tieren dazu sowie (oft sehr kleine) Studien, bei denen Menschen für einen überschaubaren Zeitraum gezielt etwas an ihrem Lebensstil ändern. In diesen Versuchen lässt sich meist nicht direkt feststellen, ob eine Verhaltensweise Herzinfarkte auslöst oder die Blutgefäße fit hält. Stattdessen werden bestimmte Blutwerte oder anderes gemessen, das man mit Gesundheit oder Krankheit in Verbindung bringt.

Allerdings wollen die wenigsten Menschen sich von Studienleitern vorscheiben lassen, die nächsten 20 Jahre komplett auf Kaffee zu verzichten, viermal die Woche Salat zu essen oder ständig ihr Essen zu versalzen. Aber es gibt Ausnahmen. Etwa die spanische

»Predimed«-Studie mit rund 7 500 Teilnehmern, die mindestens 55 Jahre alt waren. Viele von ihnen waren Diabetiker, alle hatten bereits mehrere Risikofaktoren für Herzkreislauferkrankungen, etwa Übergewicht und hohe Blutfettwerte, oder sie waren Raucher. Zu Beginn der Studie wurden die Probanden in drei Gruppen eingeteilt. Ziel war es, den Einfluss der Ernährung auf ihre Herzgesundheit zu ermitteln.

Eine Kontrollgruppe erhielt eine Beratung zu fettarmer Ernährung. Eine zweite Gruppe erhielt eine Beratung zur Mittelmeer-Ernährung. Die besteht vor allem aus Obst und Gemüse, viel Olivenöl, viel Fisch, reichlich Hülsenfrüchten und Tomatensauce. Statt rotem Fleisch von Rind, Lamm oder Schwein kommt weißes Fleisch, sprich: Geflügel auf den Tisch. Wer Wein mag, kann täglich ein Glas davon zum Essen trinken. Möglichst selten auf den Speiseplan kommen dagegen Streichfett, Wurst, süße Limonaden und Süßigkeiten. Die Teilnehmer bekamen jede Woche eine Literflasche Olivenöl zum Kochen für den ganzen Haushalt geliefert. Der dritten Gruppe wurde ebenfalls die Mittelmeer-Ernährung nahegelegt. Sie bekamen aber zusätzlich gemischte Nüsse (Walnüsse, Haselnüsse und Mandeln) zum Verzehr geschenkt – 30 Gramm pro Tag.

Nach mehreren Jahren Beobachtung berichteten die Wissenschaftler vom schützenden Effekt der Mittelmeerküche auf das Herzkreislaufsystem: In den beiden Gruppen, denen diese Ernährungsform (übrigens ohne jede Form von Kalorienzählen) ans Herz gelegt wurde, kam es seltener zu Schlaganfällen und Infarkten. Das Risiko, während der Studienzeit zu sterben, war allerdings in allen Gruppen gleich groß.

Auch an Predimed gibt es vieles zu bekritteln: Über mehrere Jahre erhielten die Teilnehmer in den Mittelmeerküche-Gruppen häufiger Beratungen als die aus der Kontrollgruppe. Vermutlich erhöhte das ihre Motivation, den Ernährungsstil durchzuziehen. Die weniger betreute Kontrollgruppe dagegen senkte ihren Fettkonsum nicht wie gewünscht. Die Untersuchung liefert also gar keinen Vergleich von fettarmer Ernährung und Mittelmeer-Küche. Weil die Teilnehmer alle schon ein hohes Risiko für Herzkreislauferkrankungen hatten, kann die Studie nicht beantworten, wie sich die Ernährungsstile auf gesündere Menschen auswirken. Olivenöl und Nüsse, die den Teilnehmern geschenkt wurden, stellten Unternehmen bereit. Die Studie ist damit, zumindest zum Teil, von der Industrie finanziert. Viele der Forscher hatten zudem enge Verbindungen zu entsprechenden Unternehmen. Das ist nur eine Auswahl der Kritikpunkte, um zu zeigen: Auch bei Ernährungsstudien steckt der Teufel im Detail.

Das Schokoladenwunder

Noch ein Beispiel gefällig? 2015 erschien eine Studie, deren Ergebnis lautete: Wer regelmäßig Schokolade isst, hat ein geringeres Risiko, eine Herzkreislauferkrankung zu entwickeln. Und nein, damit waren nicht nur die bitteren, fast zu 100 Prozent aus Kakao bestehenden Tafeln gemeint. Die Forscher hatten die Teilnehmer in Großbritannien gar nicht gefragt, welche Schokoladensorte sie verzehrten. Und da dort eher Milchschokolade im Süßigkeitenregal liegt, kann man davon ausgehen, dass die meisten diese aßen und keine bittere. Mit Blick auf ihr Ergebnis vermuteten auch die Wissenschaftler selbst, dass die Naschkatzen womöglich andere Verhaltensweisen an den Tag legen, die ihr Herz vor Schaden bewahren, die aber in der Studie nicht abgefragt wurden. Vielleicht können sie dank des wohlplatzierten Stückchens Schokolade besser mal entspannen zwischendurch? Oder sind sie umgekehrt hibbeliger, also aktiver? Oder sind die, die sich das Naschen verkneifen, dadurch unzufriedener und gestresster, was sich aufs Herz niederschlägt? Verzichten sie möglicherweise aus gesundheitlichen Grün-

den, waren sie also zu Studienbeginn kränker als die Schokoladen-
esser, und man hat dies übersehen? Interpretieren wird das jeder,
wie er mag, solange es keine eindeutigeren Daten gibt. Als kleinsten
Nenner kann man sich auf die schöne Botschaft einigen: Hin und
wieder ein Stück Schokolade schadet nicht. Persönlich stimme ich
dieser Erkenntnis freudig zu – ich fühle mich auch wohl, wenn ich
ab und zu einen Riegel verputze. Die Frage, ob das eine wissenschaftlich belastbare Aussage ist, steht allerdings auf einem anderen Blatt. Was aber sicher stimmt: Ein verbiesterter Totalverzicht
auf bestimmte Genüsse ist für sich genommen bereits ein Stress-
faktor, der ganz sicher nicht gut fürs Herz ist.

Das Geheimnis gesunder Raucher

Hinzu kommt, dass widrige Bedingungen nicht jedem gleicher-
maßen schaden. Nehmen wir beispielsweise das Rauchen, das wir
ja schon am Beispiel von Jeanne Louise Calment und Helmut
Schmidt kurz berührt haben. Ohne Zweifel kann Rauchen Lungenkrebs auslösen; und mehr als 80 Prozent der Erkrankten sind oder
waren Raucher. Dennoch bekommt lediglich knapp jeder fünfte
Raucher Lungenkrebs. Und mancher wird sogar uralt und bleibt
verschont. Was schützt den einen, den anderen aber nicht?

Beim Lungenkrebs haben Wissenschaftler mehrere Enzyme im
Blick. Enzyme sind sozusagen die Arbeiter (und Fließbänder) des
Körpers. So zerlegen etwa Verdauungsenzyme die Nahrung in kleine Bausteine. Und so, wie in einer Autofabrik aus Tausenden Teilen
ein Wagen entsteht, nutzen Enzyme die »Bauteile« aus der Nahrung
etwa bei der Produktion neuer Blutzellen oder zur Energiegewin-
nung.

Wer raucht, atmet dabei neben Hunderten anderer Substanzen
auch sogenannte Nitrosamine ein. Sie zählen zu den am stärksten

krebserregenden Substanzen im Tabakrauch, was schon etwas heißen will. Im Körper wetteifern zwei Enzyme beziehungsweise Enzymgruppen um die Verarbeitung der Nitrosamine. Eine wandelt sie in ungiftige Stoffe um und schleust sie Richtung Nieren, wo sie ausgeschieden werden. Die andere Gruppe baut die Nitrosamine zwar auch um – aber in andere krebserregende Stoffe. Da muss man nicht lange überlegen, welches Enzym-Team man von der Seitenlinie aus anfeuern würde. Nur kennen wir leider bis heute die Trikotfarben nicht – soll heißen: Wir wissen schlicht nicht, wie man die beteiligten Enzyme gezielt eindämmen oder stärken kann. Allerdings wäre es aus meiner Sicht auch einigermaßen absurd, ein Medikament zu entwickeln, das das Krebsrisiko durch Nitrosamine senkt – und damit eine Art pharmazeutischen Freibrief für das Rauchen auszustellen. Denn Tabak ist ja, wie schon dargestellt, auch aus vielen anderen Gründen schädlich für das Herzkreislaufsystem und den gesamten Organismus.

Welche der Enzyme aktiver arbeiten, ist zum Teil Veranlagung, zum Teil wird es wohl auch von anderen Lebensgewohnheiten beeinflusst. Die Vermutung liegt jedenfalls nahe, dass bei Rauchern, die trotz jahrzehntelangen Qualmens keinen Lungenkrebs bekommen, die Entgiftungsenzyme die Oberhand haben. Diese scheinen jedoch beispielsweise durch Alkohol in ihrer entgiftenden Arbeit gestört zu werden, sodass Alkohol die krebserregende Wirkung des Rauchens noch zusätzlich verstärken kann.

Trotz aller Unsicherheiten über den Wert von Studien und Statistiken: Dass die Ernährung die Gesundheit unserer Gefäße beeinflusst, ist klar und dürfte nicht überraschen. Übergewicht und erhöhte Blutfettwerte steigern das Risiko für Herzkreislaufkrankheiten. Schließlich wandern Nährstoffe, die von Magen und Darm zerkleinert wurden, in die Blutbahn. Da fließt, was man isst. Gesunde Ernährung und Abnehmen sind also auch Herzensangelegenheiten.

Und es mangelt ja auch nicht an Ernährungsratschlägen, ganz im Gegenteil. Gerade wenn es ums Abnehmen geht, kann man bei den vielen Diättrends schnell den Überblick verlieren. Erst hieß es, immer schön fettarm essen. Dann war »Low Carb«, der Verzicht auf Kohlenhydrate, plötzlich in. Wieder andere sagen, der Klassiker »FdH« – »Friss die Hälfte« – sei so einfach wie goldrichtig. Und während es so viele Ernährungsratgeber und -trends wie nie zuvor gibt, haben immer mehr Menschen Übergewicht. Auch wenn ich die eine oder andere dieser vielen Ernährungsmethoden für ganz interessant halte, so wissen doch eigentlich alle, dass das große Problem in der konsequenten Einhaltung liegt. Erwarten Sie dazu bitte an dieser Stelle keine Antwort von mir! Auch Ärzte sind bekanntlich keine Musterschüler in Sachen Gesundheitsverhalten und Konsequenz ...

Versuchen wir dennoch, ein wenig Licht in den Dschungel sich widersprechender Empfehlungen zu bringen. Dafür räumen wir erst einmal mit Vorurteilen über zwei Getränke auf: Kaffee und Rotwein.

Eine Tasse am Morgen ...

Kaffee ist beliebt: Pro Jahr trinkt jeder Deutsche im Schnitt rund 160 Liter. Die Tasse am Morgen vertreibt die Müdigkeit, der Kaffee am Nachmittag fördert die Konzentration, die zwischendurch schmecken eben lecker. Trotzdem hatte Kaffee lange einen schlechten Ruf: Er galt schlicht als ungesund. Das hatte vermutlich auch mit einer allgemeinen, eher religiös oder volkswirtschaftlich als medizinisch begründeten Genussfeindlichkeit zu tun: Was Spaß macht, das konnte beziehungsweise durfte einfach nicht gesund sein.

Koffein, also die Substanz, die den Kaffee zum Wachmacher werden lässt, wirkt nicht bloß auf das Gehirn, es beeinflusst auch Herz und Nieren sowie die Atemwege und die Blutgefäße. Das Herz schlägt nach dem Kaffeegenuss schneller und kräftiger, die Atemwege weiten sich, um mehr Sauerstoff durchzuschleusen, in den Gefäßen steigt der Blutdruck. Gleichzeitig ziehen die Nieren etwas mehr Flüssigkeit aus dem System – Kaffee ist harntreibend. Bei regelmäßigen Kaffeetrinkern verliert sich diese entwässernde Wirkung aber schnell. Dass Kaffee einen »austrocknet«, ist also ein Mythos. Wer es mit dem Kaffee übertreibt, fühlt die unangenehmen Koffeineffekte: Das Herz rast, man bekommt Schweißausbrüche, und statt einzuschlafen, wälzt man sich stundenlang im Bett herum, um am nächsten Morgen zerschlagen aufzuwachen – und direkt zur Kaffeemaschine zu wanken.

Und Koffein macht sogar abhängig. Wer am Wochenende endlich lang ausschläft, dann entspannt frühstückt – mit einem Glas Orangensaft, ohne Kaffee – und dann am frühen Nachmittag Kopfweh bekommt, hat wahrscheinlich Koffeinentzugsschmerz. Das Gehirn ist ein Koffeinjunkie!

Obwohl Kaffee kurzzeitig den Blutdruck steigert, raten Kardiologen nicht von dem Getränk ab. Zum Entstehen von chronischem Hochdruck trägt Kaffee anscheinend nicht bei. Mehrere große Studien kommen sogar zum Schluss, dass Menschen, die drei bis fünf Tassen Kaffee am Tag trinken, seltener Herz- und Gefäßerkrankungen entwickeln. (Achtung! Ein üblicher »Bürokaffeebecher« oder norddeutsch »Pott« sind schon zwei Tassen!) Aber erinnern wir uns: Das bedeutet leider nicht, dass Kaffeekonsum das Herz aktiv *schützt*. Trotzdem habe ich seit Kenntnis dieser Untersuchung alle Versuche aufgegeben, meinen Kaffeegenuss zu reduzieren. Auch ich lande in den kurzen Pausen zwischen Patienten, Akten, Spritzen, Ultraschallgerät und Computer bestimmt bei drei bis fünf Tassen täglich. Mindestens.

Neueren Untersuchungen zufolge können aber sogar Menschen, die unter Herzschwäche oder Rhythmusstörungen leiden, weiterhin ihren Kaffee genießen. Bei 400 Milligramm Koffein am Tag sollte allerdings Schluss sein – so der Rat der EU-Lebensmittelbehörde Efsa. Das entspricht rund fünf Tassen Filterkaffee oder Espresso. Schwangeren wird empfohlen, nur die Hälfte dieser Koffeindosis, also 200 Milligramm pro Tag zu sich zu nehmen.

Quizfrage:

Die große US-Langzeitstudie zur Herzgesundheit, die Framingham-Studie, beschäftigt sich inzwischen auch mit der Frage, wie sich Lebensgewohnheiten auf das Demenzrisiko auswirken. Zu welchem Schluss ist man gekommen?

a) Was schlecht fürs Herz ist, ist auch schlecht fürs Gehirn.

b) Beim Vorbeugen von Herzkreislauferkrankungen und Demenz gibt es leider nicht viele Überschneidungen.

(Antwort auf der nächsten Seite)

... ein Glas am Abend

Dass Rotwein gut fürs Herz sein muss, ging in den achtziger und neunziger Jahren als »französisches Paradox« in die Medizingeschichte ein. Die Franzosen aßen zwar gern und gehaltvoll, dazu rauchten noch viele von ihnen. Trotzdem stand es gut um ihre Herzgesundheit: In Frankreich starben weniger Menschen an Herzkreislaufleiden als in Großbritannien oder den USA. Woran konnte das liegen? Am Rotwein, folgerten Wissenschaftler. Schließlich tranken die Franzosen zum üppigen Essen meist Wein, was Briten und Amerikaner seltener taten. Die Theorie wurde mit Begeisterung aufgenommen. Endlich eine Gesundheitsempfehlung für Genießer.

Doch was zu schön klingt, um wahr zu sein, ist meist genau das: leider falsch. Vielleicht war für die bekanntermaßen recht wein-

Antwort a) ist richtig - und das ist auch gar nicht abwegig. Wer sich einseitig ernährt, im Dauerstress lebt und sich kaum bewegt, schadet nicht nur seinem Herzen. Ein gesunder Lebensstil dagegen hält nicht nur das Herz fit, auch das Gehirn profitiert. Sie gehören eben beide zu den Organen, die sehr sensibel auf Arterienverkalkungen reagieren!

begeisterte Ärzteschaft hier der Wunsch auch ein wenig Vater des Gedanken ...

Mit der Zeit wuchsen jedenfalls die Zweifel am französischen Paradox. Das geht schon damit los, dass manche Forscher anzweifeln, dass in den achtziger Jahren tatsächlich so wenige Franzosen an Herzkreislaufleiden starben. Diese Kritiker meinen, unterschiedliche Standards beim Erfassen von Todesursachen erklärten den Unterschied.

Andere weisen darauf hin, dass die Franzosen nicht nur mehr Wein tranken, sondern auch mehr Obst und Gemüse aßen und bei ihnen häufiger Fisch auf den Teller kam. Zudem aßen sie weniger Snacks zwischendurch und tranken weniger Limonaden.

Andere wiederum verweisen auf die Rolle der Epigenetik, also der generationenübergreifenden Prägung. Französische Kinder wurden schon ab Beginn des 20. Jahrhunderts systematisch besser ernährt – deshalb waren ihre Kinder und Enkel nach dem Zweiten Weltkrieg besser vorbereitet auf den plötzlich steigenden Lebensstandard, der in anderen Ländern zu einer starken Zunahme wohlstandsbedingter Herzkreislauferkrankungen führte. Das ist nur ein Ausschnitt der vielen verschiedenen Ansätze, das Herzgeheimnis der Franzosen zu lüften.

Dass allein der Rotwein die Herzen der Franzosen gesund und ihre Gefäße geschmeidig hält, ist unwahrscheinlich. Wir wissen aus vielen Untersuchungen, dass Alkoholkonsum weder das Herzkreislaufsystem schützt noch das Leben verlängert.

Wer moderat trinkt, muss sich allerdings auch nicht sorgen: Obwohl Alkohol giftig ist, Leber- und Nervenzellen schädigt und das Krebsrisiko erhöht, kommt der Körper mit kleineren Mengen (die die WHO mit einer beziehungsweise zwei Portionen am Tag festlegt) klar. Und ein kleiner Trost: Rotwein enthält neben Alkohol tatsächlich auch gesunde Substanzen, sogenannte *Polyphenole*. Dazu eine Substanz namens *Resveratrol*, der man eine Zeitlang fast jede erdenkliche Heilwirkung zuschrieb: vom Gefäßschutz bis hin zur Krebsbekämpfung. Bisher fehlen jedoch wissenschaftliche Belege, dass die in ein bis zwei Gläsern Wein enthaltenen Mengen dieser Stoffe tatsächlich etwas Positives im Körper bewirken können. Deswegen wird Ihnen wohl leider niemals ein Arzt Rotwein verschreiben – auch wenn ein mir nicht unbekannter legendärer Chefarzt seinen aufgeregten Patienten gerne mal ein (!) Glas Rotwein ans Krankenbett brachte. Er war der Überzeugung, dass die seelische Wohltat die möglichen organischen Nachteile bei weitem überwog. Hat mir irgendwie eingeleuchtet.

So wie Kaffee kein Flüssigkeitsdieb ist, so ist Rotwein kein Allheilmittel. Man kann sich also bei beidem einfach auf den Geschmack und den Genuss konzentrieren.

Steckbrief: Das vegetarische Herz

Seine große Stärke

Fett ist nicht gleich Fett. Auch das Herz unterscheidet zwischen sogenannten gesättigten Fettsäuren, die vor allem in Fleisch, Milch, Käse, Butter und Ei stecken, sowie den sogenannten ungesättigten Fettsäuren, die in Pflanzenölen, Nüssen oder vor allem Avocados zu finden sind. Viele Studien untermauern, was das vegetarische Herz weiß: Pflanzliche Fette gefallen ihm besser als tierische. Ein Umschwenken auf die ungesättigten Fette senkt das Risiko von

Herzkreislaufkrankheiten – nicht dramatisch, aber immerhin ein bisschen.

Sein größter Feind

Sahnetorte ist vegetarisch, Pommes frites mit Ketchup sind sogar vegan. Ein großer grüner Salat mit Essig-Öl-Dressing und einem Stück magerer Putenbrust obendrauf ist es nicht. Der Verzicht auf tierische Lebensmittel allein macht also noch keine gesunde Ernährung aus.

Pflegehinweise

Wer lediglich auf Fleisch (und Fisch) verzichtet, muss bis auf eine ausreichende Eisenzufuhr nichts Besonderes beachten. Bei einer veganen Ernährung aber, die auch Milch, Milchprodukte und Eier ausschließt, ist Vitamin B12 Mangelware. Es wird unter anderem für die Bildung der roten Blutkörperchen benötigt. Fehlt langfristig Vitamin B12, kann das Blut abgestorbene rote Blutzellen nicht mehr in ausreichender Menge ersetzen. Es kommt zu einer Anämie, der Betroffene ist müde und erschöpft. Weil das Vitamin zusätzlich für die Nervenfunktion benötigt wird, leidet nicht nur das Herz-kreislaufsystem: Sterben durch einen Mangel Nerven ab, kribbeln anfänglich meist Hände und Füße, dann werden sie taub, das Gefühl lässt nach. Später können Demenz oder Psychosen folgen. Veganer müssen deshalb unbedingt Nahrungsergänzungsmittel einnehmen, die Vitamin B12 enthalten. Zwar wird einigen veganen Fertigprodukten wie Müslis oder Brotaufstrichen B12 zugesetzt. Doch das allein reicht nicht, um sich bei einer veganen Ernährung ausreichend mit dem Vitamin zu versorgen, berichtet auch der Vegetarierbund Deutschland (Vebu). Die Deutsche Gesellschaft für Ernährung (DGE) empfiehlt, Kinder und Jugendliche nicht vegan zu ernähren, und rät auch während Schwangerschaft und Stillzeit davon ab. Weitere Nährstoffe können bei veganer (und auch schon bei vegetarischer) Ernährung knapp werden, darunter Vitamin D, Folsäure, Zink und Eisen. Für Veganer ist es daher sinnvoll, ihre Nährstoffwerte regelmäßig beim Arzt checken zu lassen. Wichtig: Es zählt nicht allein, wie viel von einem Vitamin ein Lebensmittel enthält – auch die sogenannte Bioverfügbarkeit spielt eine wichtige Rolle. Und da der Mensch evolutionär gesehen (auch) ein Fleischfresser ist, kann unser Organismus viele wichtige Mikronährstoffe (also Vitamine und Mineralstoffe, insbesondere Eisen) nun mal deutlich besser aus tierischer Nahrung herauslösen als aus pflanzlicher. Von manchen Gemüsesorten müsste man also Unmengen futtern, um dasselbe »herauszuholen« wie aus einem Steak.

Aber ich möchte hier nichts unterschlagen. Es besteht eine Möglichkeit, sich auch mit einer streng veganen Ernährung eine ausreichende Vitamin B12-Zufuhr zu sichern. In der Nori-Alge nämlich ist theoretisch ein ausreichender Gehalt nachweisbar. Leider wird diese auf dem deutschen Markt nur selten angeboten und naja – man muss sie auch runterkriegen, damit die Vitamine ans Ziel kommen. Aber wem es schmeckt ...

Fett und Cholesterin: Alles in Butter?

Blutfettwerte und Cholesterin sind ein großes Thema bei der Herzgesundheit. Dabei bewerten Ärzte Cholesterin mal als Schädling, mal als Helfer. Und auch bei den Fetten gibt es große Unterschiede. Damit man nicht den Überblick verliert, hier die wichtigsten Mitspieler.

Cholesterin

Das Cholesterin wird zwar immer erwähnt, wenn es um Blutfette geht, aber es ist selbst kein Fett. Es steckt vor allem in tierischen Lebensmitteln, zum Beispiel Eiern, außerdem stellt der Körper es selbst her. Cholesterin ist ein Baustein für unsere Zellmembranen, für die Geschlechtshormone und die Gallensäuren. Weil es überall benötigt wird, zirkuliert ständig welches im Blut. Falls Sie sich jetzt fragen, was Cholesterin denn sein soll, wenn es kein Fett ist: Chemisch betrachtet ist es ein Alkohol. Die berauschende Substanz in Bier, Wein und Schnaps, die landläufig Alkohol genannt wird, ist nicht »der« Alkohol, sondern bloß *ein* Alkohol, nämlich Ethanol. Ein anderer ist Methanol, Fuselalkohol, der in größeren Mengen blind macht. Als Alkohol heißt Cholesterin streng genommen gar nicht Cholesterin, sondern Cholesterol. Dem Herzen ist es allerdings egal, ob man die Substanz Cholesterin oder Cholesterol nennt, es trifft eine ganz andere Unterscheidung. Und zwar die in »gutes Cholesterin« und »böses Cholesterin«. Achtung: Der Cholesterinspiegel im Blut lässt sich kaum dadurch steuern, dass man viele oder wenige cholesterinhaltige Lebensmittel isst. Man muss sich also nicht aus Angst vorm Cholesterin das Frühstücksei verkneifen. Eine weitaus größere Rolle spielt der Leberstoffwechsel. Und wie jeder eine andere Nasenform hat, so hat auch jeder seinen ganz eigenen Leberstoffwechsel mit grundsätzlich etwas niedrigeren oder höheren Cholesterinwerten. Meine Leber beispielsweise hat sich leider für die letztgenannte Variante entschieden, die meines Großvaters allerdings auch schon. Sowas heißt dann »nicht beeinflussbarer Risikofaktor« – man kann sich seine Gene nun mal nicht aussuchen.

Gutes Cholesterin

Dies ist der Spitzname für HDL *(High Density Lipoprotein)*. Das sind mit Fett und Cholesterin gefüllte Kugeln, die im Blut schwimmen. Die Kugelhülle bilden Lipoproteine, das sind spezielle Eiweiße, die an einem Ende wasserlöslich sind und am anderen fettlöslich. Das wasserlösliche Ende zeigt Richtung Blut, das andere Richtung der zu transportierenden Fette. Dass Fett sich nicht in Wasser löst, weiß

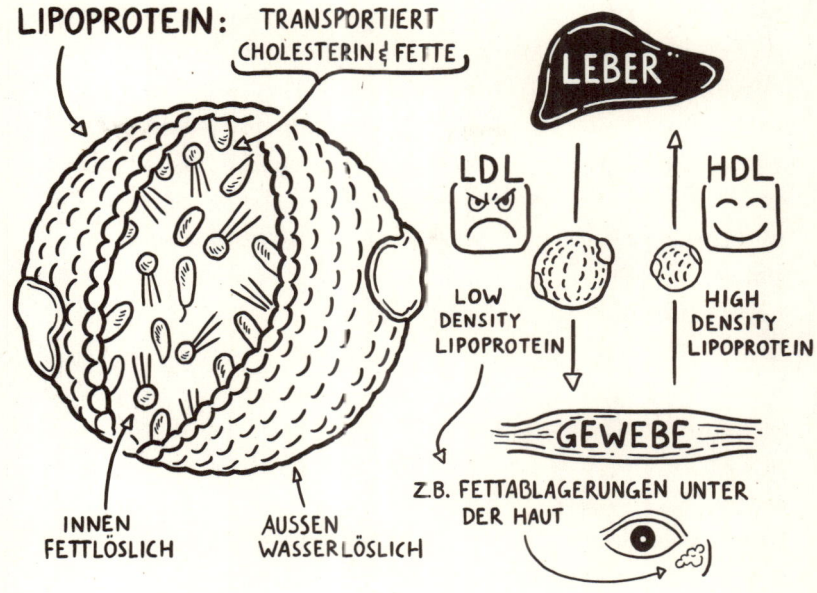

LIPOPROTEIN: TRANSPORTIERT CHOLESTERIN & FETTE

LEBER

LDL — LOW DENSITY LIPOPROTEIN

HDL — HIGH DENSITY LIPOPROTEIN

GEWEBE

Z.B. FETTABLAGERUNGEN UNTER DER HAUT

INNEN FETTLÖSLICH

AUSSEN WASSERLÖSLICH

jeder, der schon mal ein Essig-Öl-Dressing zusammengerührt hat: Selbst nach kräftigstem Schütteln bleiben Fettperlen im Essig. Fertigprodukte enthalten Emulgatoren, die dafür sorgen, dass sich Öl und Wasser besser vermengen. Der Körper nutzt stattdessen die Lipoprotein-Hüllen, um den Transport fettlöslicher Substanzen über die Blutbahnen zu ermöglichen.

HDL bringt Cholesterin und Fette aus den vielen verschiedenen Geweben des Körpers zur Leber. Diese Kugeln wirken durch den Abtransport der Fette der Arterienverkalkung entgegen. Man geht davon aus, dass HDL Cholesterin aus Ablagerungen in den Gefäßwänden klaubt und zusätzlich den Entzündungsprozessen entgegenwirkt, die mit der Verkalkung einhergehen.

Der HDL-Spiegel darf deshalb gern hoch sein – Mediziner definieren bloß eine Untergrenze, keine Obergrenze. Rauchen senkt den HDL-Spiegel, und hört jemand mit dem Rauchen auf, steigt er bald darauf wieder an. Auch Diabetiker haben oft sehr niedrige HDL-Werte. Sport dagegen ist mit einem höheren HDL-Spiegel verknüpft. Man kann es also drehen und wenden, wie man will: Die üblichen Empfehlungen für die Herzgesundheit sind nicht an den Haaren herbeigezogen, sondern sie basieren auf messbaren Vorgängen in unserem Körper. Und auch wenn mancher Bewegungsmuffel sich sicherlich wünschen würde, dass demnächst Speiseeis statt Sport als Herzretter entdeckt wird: Die Wahrscheinlichkeit dafür ist extrem gering.

Böses Cholesterin

So nennt der Volksmund das LDL *(Low Density Lipoprotein)*. Diese Kugeln transportieren Fett und Cholesterin von der Leber ins Gewebe, also »falsch herum«. Sie sind Teil der Ablagerungen bei Arterienverkalkung. Damit tragen sie dazu bei, dass sich Gefäße verengen. Den LDL-Spiegel will man deshalb möglichst niedrig halten.

Es gibt eine Erbkrankheit, die sogenannte *homozygote familiäre Hypercholesterinämie*, bei der Betroffene extrem hohe Cholesterinwerte haben. *Hypercholesterinämie* heißt im Prinzip genau das: sehr viel Cholesterin im Blut. Der Grund ist ein Erbgutfehler, durch den das im Blut zirkulierende LDL, das ein Baustein vieler Hormone und der Zellwände ist, kaum Abnehmer findet. Deshalb haben Betroffene extreme LDL-Spiegel, wodurch ihre Arterien schon in jungen Jahren verkalken. Bereits im Kindesalter drohen Infarkte. Die Fette lagern sich auch unter der Haut ab, wo sie als kleine Beulen und Knubbel hervorstechen. Diät, Sport, dazu Medikamente und ein regelmäßiges Filtern des Blutes, also eine Art Dialyse für die überschüssigen Fette, können den Betroffenen helfen, ihre Gefäße möglichst lange gesund zu halten.

Fett

Fette sind eine der drei großen Nährstoffgruppen (neben Kohlenhydraten, also Zuckern, und Proteinen, also Eiweißen). Chemisch gesehen besteht ein Fett aus drei Fettsäuren sowie einem Rückgrat, dem Glycerin, welches diese verbindet. Mediziner verwenden deshalb manchmal den Begriff Triglyceride für die Fette (*tri* ist die griechische Vorsilbe für »drei«). Wichtig ist die Unterteilung in gesättigte und ungesättigte sowie *trans*-Fettsäuren (vereinfachend Transfette genannt). Zusätzlich spricht man häufiger über Omega-3- und Omega-6-Fettsäuren. Klingt voll nach Chemie-Unterricht, ich weiß. Aber ich erklär's so verständlich wie möglich.

Gesättigte Fettsäuren

Sie finden sich vor allem in Fleisch, Eiern, Milch und Milchprodukten. »Gesättigt« sind die Kohlenstoffatome in den Fettsäuren – sie haben so viele Wasserstoffatome um sich versammelt wie möglich. Wie ein Mensch nach einem opulenten Mahl sind sie satt, zufrieden und träge. Es gibt auch Pflanzenfette, die hauptsächlich aus gesättigten Fettsäuren bestehen. Am auffälligsten ist Kokosfett, dem sieht man die gesättigten Fette sogar an: Bei Raumtemperatur ist es fest und nicht flüssig wie Oliven- oder Sojaöl.

Kardiologen raten dazu, sich bei den gesättigten Fettsäuren etwas zurückzuhalten – wobei entscheidend ist, wodurch man sie ersetzt. Kommt weniger Fett auf den Tisch, dafür aber eine größere Ladung Kohlenhydrate, nutzt das dem Herzkreislaufsystem wohl nicht. Sinnvoll ist es dagegen, die gesättigten durch ungesättigte Fettsäuren zu ersetzen.

Ungesättigte Fettsäuren

Sie finden sich vor allem in pflanzlichen Lebensmitteln und in Fisch. In ungesättigten Fettsäuren haben die Kohlenstoffatome weniger Wasserstoffatome versammelt, als möglich wäre. Sie klammern sich zwar etwas fester an ihren Kohlenstoffnachbarn (Chemiker nennen das Doppelbindung), aber das ist nicht dasselbe. Wer eine Eselsbrücke für die tierischen und pflanzlichen, also die gesättigten und (meist) ungesättigten Fette sucht, kann kalauern: Liegen nur ein paar Salatblätter auf dem Teller, fühlt man sich ungesättigt. Das Wurstbrot danach, das macht satt. Scherz beiseite: Ein in Olivenöl getunktes Stück Brot sättigt ebenso gut wie eine Butterstulle. Und das Herz freut sich, wenn wir mehr ungesättigte und weniger gesättigte Fette essen. Dass die ungesättigten Fette nicht so träge sind wie die gesättigten, bedeutet allerdings auch, dass sie schneller ranzig werden. Dies gilt insbesondere für Öle mit einem hohen Anteil mehrfach ungesättigter Fette, wie etwa Walnussöl. Sie sollte man möglichst dunkel und kühl lagern.

Omega-3- und Omega-6-Fettsäuren

Sie gehören zu den ungesättigten Fettsäuren. Genau genommen sind sie mehrfach ungesättigt – nicht bloß ein Kohlenstoffatom ist noch hungrig, sondern gleich mehrere. Unser Körper kann diese Fettsäuren nicht selbst herstellen. Omega-3-Fettsäuren senken den LDL- und den Blutfettspiegel; das Risiko von Herzkreislauferkrankungen sinkt mit. Zudem wirken die Omega-3s Entzündungen entgegen. Rapsöl und Leinöl liefern beispielsweise viel Omega-3, ebenso fette Seefische, also Lachs, Makrele und Thunfisch.

Aus Omega-6-Fettsäuren stellt der Körper unter anderem Stoffe her, die Entzündungen fördern. In der richtigen Dosierung ist das hilfreich fürs Immunsystem, denn Entzündungen sind ein probates Mittel des Organismus, mit Problemen fertigzuwerden. Deshalb gelten auch Omega-6-Fettsäuren in Maßen als gesund. Ernährungswissenschaftler empfehlen, höchstens fünfmal so viele Omega-6- wie Omega-3-Säuren zu essen. Omega-6-Fettsäuren finden sich in rotem Fleisch und tierischen Fetten, also auch in Milchprodukten, sodass die übliche »westliche« Ernährungsweise es leider sehr leicht ermöglicht, 10- oder sogar 20-mal so viele Omega-6- wie Omega-3-Fettsäuren zu sich zu nehmen.

Transfette

Weil Wiederkäuer diese speziellen Fettsäuren produzieren, finden sie sich in Rind- und Lammfleisch sowie in Milch und Milchprodukten; sie machen hier etwa drei bis sechs Prozent der Fettmenge aus. Ob sie schädlich sind oder sogar gesund, darüber sind die Forscher uneins. Durchweg kritisch betrachtet werden dagegen *künstliche* Transfette. Sie entstehen, wenn man Pflanzen- oder Fischfette zum Teil härtet, zum Beispiel bei der Margarineherstellung. Teilhärten heißt: den hungrigen Kohlenstoff ein bisschen füttern. Früher waren Margarinen echte Transfettbomben, inzwischen hat die Industrie diese Prozesse verfeinert, sodass sich hierzulande in Margarinen kaum noch Transfette finden.

Transfette erhöhen das Risiko, dass die Herzkranzgefäße verstopfen. Sie erhöhen den LDL-Spiegel und reduzieren den von HDL. Vermutlich tragen sie auch zur Entstehung der Zuckerkrankheit bei. Sie finden sich bis heute beispielsweise in Chips und Pommes frites und in vielen Tiefkühlfertiggerichten. Einige Länder haben scharfe Grenzwerte. In Dänemark gilt seit dem Jahr 2004, dass künstliche Transfette in sämtlichen Lebensmitteln höchstens zwei Prozent der Fettmenge ausmachen dürfen. Dass sich Dänemark seit einigen Jahren über einen Rückgang von Todesfällen durch Herzkreislauferkrankungen freut, führen Experten auch auf diese Maßnahme zurück. Die USA haben die Verwendung von Transfetten in gewerblich hergestellten Lebensmitteln 2015 sogar gänzlich verboten.

Auf EU-Ebene gibt es bisher keine solche Regelung. In Deutschland haben sich verschiedene Herstellerverbände 2012 darauf geeinigt, die Transfettmengen in ihren Waren so gering wie möglich zu halten. Dennoch können Verbraucher vor allem bei frittierten

Backwaren nicht sicher sein, ob und wie viel Transfett diese enthalten, weil nicht deklariert wird, in welchem Fett diese ausgebacken wurden. Wer also gerne zur frittierter Nahrung greift, sollte sich nicht wundern, wenn sich das später rächt. Nun könnte man natürlich sagen, dass Pommes und Kroketten eine gewisse Lebensverkürzung irgendwie wert sind, aber noch schöner wäre es, wenn hinter diesem Genuss nicht ständig dieser knochige Herr mit der Sense herumfuchteln würde, die Hersteller sich also verantwortungsbewusst verhielten oder der Gesetzgeber einschritte.

Steckbrief: Das übergewichtige Herz

Seine größte Leistung

Wer viel wiegt, hat auch mehr Blut in seinen Adern. Denn mehr Umfang bedeutet, dass mehr Gewebe versorgt werden muss. Eine schlanke Frau, die bei 1,65 m Größe 55 Kilo wiegt, hat zum Beispiel etwa 3,6 Liter Blut in den Adern. Ein 1,80 Meter großer Mann, der mit 80 Kilo im normalen Gewichtsbereich liegt, hat rund 5,3 Liter Blut. Nimmt dieser Mann nun stark zu, bis er 130 Kilo auf die Waage bringt, erhöht sich seine Blutmenge auf schätzungsweise 6,8 Liter. Die das Herz – zunächst klaglos – weiter durch den Körper pumpt.

Sein größter Feind

Übergewicht hat oft einige unangenehme Begleiter: Der Blutdruck ist hoch, ebenso die Blutfettwerte. Das HDL, das Arterienverkalkung entgegenwirkt, ist zu niedrig. Zusätzlich verlernt der Körper, auf ebenfalls hohe Blutzuckerwerte richtig zu reagieren. Das Stoffwechselhormon Insulin, das Zellen anregt, Zucker aus der Blutbahn zu fischen, stößt immer weniger auf Gehör, langfristig führt das zu Diabetes. *Metabolisches Syndrom* nennen Ärzte das Zusammenkommen dieser Risikofaktoren. Sie alle beeinträchtigen Herz und Gefäße.

Pflegehinweise

Das kommt jetzt hoffentlich nicht allzu überraschend: abnehmen. Und mehr Bewegung ins Leben bringen.

Obst und Gemüse: Bunt ist gesund

Unser Essen besteht nicht bloß aus Eiweiß, Kohlenhydraten und Fett. Es enthält Mineralstoffe, Vitamine und Abertausende anderer Substanzen. Während Ärzte gern zu maßvollem Konsum von Fleisch, Fettem und Süßem raten, können wir aus Medizinersicht von Gemüse kaum genug bekommen. Die Deutsche Gesellschaft für Ernährung (DGE) und die Kardiologen sind sich einig: Beide empfehlen, viel Obst und Gemüse zu essen. Die DGE rät zu mindestens fünf Portionen am Tag – eine Portion ist dabei eine Handvoll.

Das Wohlwollen gegenüber dem Grünzeug liegt zum einen daran, dass niemand wegen der Gemüsebeilage dick wird – es sei denn, sie ersäuft jedes Mal in Sauce Hollandaise. Zum anderen sind es die vielen anderen Substanzen, die Gemüse und Obst interessant machen, die sogenannten sekundären Pflanzenstoffe. Einige von ihnen bilden die Farbpalette der Natur: *Carotinoide* färben Karotten, Kürbisse und Paprika rot und orange. *Flavonoide* machen Beeren, Auberginen, Kirschen und Äpfel bunt. Andere verleihen Pflanzen ihren Geruch: *Sulfide* lassen Knoblauch, Zwiebeln und Lauch kräftig duften, *Monoterpene* verleihen der Minze ihr unverkennbares Aroma. Manche Substanzen produzieren Pflanzen, um ihren Geschmack zu verderben, damit Tiere sie nicht fressen. Radieschen, Senf und Rettich haben dabei wohl nicht mit dem Menschen gerechnet, der auf ihre *Glucosinolate* im wahrste Sinne des Wortes scharf ist.

In Experimenten mit Zellkulturen und Tieren zeigen viele sekundäre Pflanzenstoffe erstaunliche Wirkungen: Sie senken den Blutdruck, verhindern Blutgerinnsel, hemmen Entzündungen, verbessern die Cholesterinwerte oder beugen sogar Krebs vor. Ob sich all diese segensreichen Effekte im Körper nach dem Verputzen eines Rohkosttellers im Körper abspielen? Das können wir leider nicht beantworten. »Die Dosis macht das Gift« ist ein Spruch, den häufig jemand bringt, wenn man über Ernährung spricht. Der Satz geht auf den Gelehrten Paracelsus zurück, der im 16. Jahrhundert lebte. Und die Dosis macht auch das Heilmittel.

Außerdem sind selbst die schönsten Pflanzenstoffe sicher kein Allheilmittel. Wird so etwas behauptet, ist immer Skepsis angebracht. Beispielsweise kursierte unter anderem bei Facebook die Behauptung, eine täglich getrunkene Mischung aus Knoblauch und Zitrone mache Herzoperationen unnötig. Der Wundertrunk spüle alle Verkalkungen aus den Gefäßen. Es wurde sogar behauptet, Herzspezialisten an bekannten deutschen Kliniken würden auf dieses Naturheilmittel schwören. Doch in den erwähnten Krankenhäusern arbeiteten diese Doktoren gar nicht. Fake News gibt es auch in der Gesundheit!

Zu viel des Guten

Dänemark, Ende der neunziger Jahre: Eine 44-Jährige kommt mit lebensbedrohlichen Herzrhythmusstörungen ins Krankenhaus. Ihr Herz schlägt unregelmäßig, phasenweise rast es. 250 bis 300 Schläge in der Minute registrieren die Ärzte. Folgen die Herzschläge in so kurzem Abstand aufeinander, pumpt das Organ kaum noch Blut durch den Körper. Die Herzkammern haben keine Zeit mehr, sich zu füllen und das Blut wieder abzugeben. Mehrmals fällt die Frau in der Klinik in Ohnmacht. Die Diagnose der Ärzte: *Torsade-de-pointes-Tachykardie.*

Die Blutwerte der Patientin zeigen, dass ihre Elektrolyte aus dem Gleichgewicht geraten sind. Vor allem ist ihr Kaliumwert viel zu niedrig. Mithilfe mehrerer Infusionen regulieren die Ärzte die Blutwerte. Die Behandlung wirkt. Das Herz der Frau schlägt wieder ruhig und regelmäßig. Was hat sie in den gefährlichen Zustand gebracht? Um das herauszufinden, fragen die Ärzte auch nach den Ernährungsgewohnheiten – und finden dort die Lösung.

In den vorangegangenen vier Monaten hat die Frau täglich 40 bis 70 Gramm Lakritze gegessen. Wie kann eine Süßigkeit so gefährliche Beschwerden auslösen? Lakritz wird aus Süßholz hergestellt. Die Pflanze enthält *Glycyrrhizin*, einen sekundären Pflanzenstoff, der dem Gewächs die Süße verleiht. Glycyrrhizin ist etwa 50-mal so süß wie Haushaltszucker – und es beeinflusst den Mineralstoffhaushalt des Blutes. Wer es tagtäglich in so reichlichen Mengen genießt wie die Dänin, kann deshalb Bluthochdruck und Herzprobleme entwickeln. Stecken in 100 Gramm Lakritz mehr als 200 Milligramm Glycyrrhizin, muss dieses als »Stark-Lakritz« gekennzeichnet sein. Es gelegentlich zu naschen, ist unproblematisch. Aber jeden Tag mehr als 50 Gramm – davon rät das Bundesinstitut für Risikobewertung tatsächlich ab.

Streitthema Salz

Die Deutschen salzen gern: Männer verzehren etwa 10 Gramm Kochsalz täglich, Frauen im Schnitt 8,4 Gramm. Würden alle die Empfehlungen der Deutschen Gesellschaft für Ernährung beherzigen, würde der Salzkonsum drastisch sinken. Denn die rät, bei sechs Gramm pro Tag den Schlussstrich zu ziehen. Salz kann den Blutdruck in die Höhe treiben, weshalb gerade Bluthochdruckpatienten geraten wird, sich eher salzarm zu ernähren. Weniger als 5 Gramm pro Tag sollten es aber auch nicht sein. Salz ist ein lebenswichtiger Stoff, den der Körper nicht selbst produzieren kann. Nicht zufällig war Salz jahrtausendelang eines der wichtigsten Handelsgüter und hat den Fernhandel überhaupt erst in Gang gebracht. Wer selbst kocht, kann die Salzmenge leicht reduzieren. Frische Kräuter und ein gut gefülltes Gewürzregal sind wunderbare Alternativen. Schwieriger wird es beim Mittagessen in Kantine oder Restaurant oder bei Fertiggerichten, die schon (zu) stark gesalzen auf den Tisch kommen.

Ob Menschen mit normalem Blutdruck von Zurückhaltung beim Salzen überhaupt profitieren, ist allerdings umstritten. Zahlreiche Organisationen, von der Weltgesundheitsorganisation über Kardiologiegesellschaften bis hin zur DGE, sprechen sich zwar für einen maßvollen Salzkonsum aus. Doch die Datenlage reiche nicht aus für diese klare Empfehlung, sagen Kritiker. Denn nur bei etwa 10 bis 20 Prozent der Bevölkerung, den sogenannten Salzsensitiven, steigt der Blutdruck messbar infolge von zu viel Salz.

Forscher der Cochrane Collaboration haben es sich zur Aufgabe gemacht, Ergebnisse vieler Studien zusammenzutragen und unabhängig von Industriegeldern Empfehlungen auf dem neuesten Wissensstand zu geben. Ihre Aussage zum Salzverzicht: Zweifellos senkt er den Blutdruck minimal – aber darauf, dass er dadurch Herzkreislauferkrankungen verhindert, gibt es allenfalls zarte Hinweise, die nicht ausreichen, um aktuell zu bestätigen, dass Salzverzicht sinnvoll ist. Gleichzeitig sagen sie aber nicht, dass man nun alle Salzempfehlungen streichen sollte.

Wenn Sie unsicher sind, ob Sie sich beim Salzen nun zurückhalten sollten oder Ihren »gesalzenen« Geschmacksvorlieben freien Lauf lassen können: Solange ihr Blutdruck normal ist, dürfte reichliches Salzen kein Problem sein. Sobald er steigt, sollten Sie weniger salzen. Denn ein sicheres Verfahren, mit dem Ihr Arzt ausschließen kann, dass Ihr Blutdruck auf Salz reagiert, gibt es leider nicht. So weit, so strittig. Ich hoffe, das ganze Hin und Her in Sachen Ernährung hat jetzt nicht Ihren Blutdruck in die Höhe getrieben! Am Ende hilft in Essensfragen auch ein eher unwissenschaftlicher Rat: Hören Sie auf Ihr Herz und Ihren Körper! Sie wissen selbst am besten, wann Sie zu- oder abnehmen sollten und welche Lebensmittel Sie gut vertragen und welche nicht.

Zwischenfrage: Was stellt Kiffen mit dem Herzen an?

Da ich schon so manchen bekifften jungen Mann (und auch manche junge Dame) mit Herzrasen und nachfolgender Rhythmusstörungsparanoia in der Notaufnahme hatte und mühsam beruhigen musste, hier ein paar Worte zur in Deutschland am meisten konsumierten illegalen Droge: Cannabis. Befragungen zufolge kann man davon ausgehen, dass jeder sechste junge Erwachsene innerhalb des vergangenen Jahres einmal gekifft hat. Rund vier Prozent tun das regelmäßig. Einige Menschen mit bestimmten Erkrankungen können Cannabis sogar legal konsumieren: Die Droge auf Rezept kann die Schmerzen von Schwerkranken lindern, bei denen andere Mittel nicht anschlagen. Bei Krebskranken, welche aufgrund der Erkrankung oder einer Chemotherapie an Übelkeit und Gewichtsverlust leiden, kann Cannabis den Appetit aufrechterhalten.

Über die Auswirkungen von Cannabis aufs Herzkreislaufsystem gibt es erstaunlicherweise noch keine systematischen Studien, sondern nur Einzelfallschilderungen. Aber auch wenn der Stoff nicht wegen dieser Auswirkungen konsumiert wird – es gibt sie zweifellos. Direkt nach der Einnahme steigt der Puls. Die Gefäße weiten sich, wodurch das Blut in den Beinen versacken kann. Wer schnell aufsteht, dem wird dann leicht schwindelig. Sogar eine Ohnmacht ist möglich. Forscher sind durchaus besorgt, weil einzelne Fallberichte nahelegen, dass Cannabis das Risiko eines plötzlichen Herztodes erhöht. Wie groß dieses Risiko im Vergleich zu anderen – legalen oder illegalen – Substanzen ist, darüber gibt es, wie gesagt, keine statistischen Untersuchungen.

Kapitel 5

Psyche

Am 28. Dezember 2016 starb die US-amerikanische Schauspielerin Debbie Reynolds, die als junge Frau an der Seite von Gene Kelly in »Singin' in the Rain« getanzt hatte. Alle Medien, die über ihren Tod berichteten, erwähnten an prominenter Stelle Reynolds' Tochter. Denn Carrie Fischer, die Darstellerin der Prinzessin Leia aus »Star Wars«, war am Tag zuvor gestorben. Debbie Reynolds erlitt einen Schlaganfall. Unwillkürlich fragt man sich: War das ein besonders unglücklicher Zufall oder hat möglicherweise die Trauer um ihre Tochter diesen Schlaganfall ausgelöst?

Zwei Nervensysteme im Wettstreit

Unsere Gefühle beeinflussen das Herzkreislaufsystem. In vielen Situationen sitzen dabei zwei Nervensysteme am Steuerknüppel: der *Sympathikus* und der *Parasympathikus*. Sie kommunizieren nicht nur mit dem Herzkreislaufsystem, sondern auch mit den anderen inneren Organen. Beide sind Teil des sogenannten vegetativen Nervensystems, das zahlreiche Körpervorgänge steuert, die sich unserer bewussten Beeinflussung entziehen. Selbst wenn wir bloß vor uns hin vegetieren, laufen sie ab – zum Glück! Denn wenn wir immer bewusst daran denken müssten, zu atmen oder zu verdauen, ginge das ziemlich schnell schief. Würde man den Sympathikus fragen, wie beide zueinander stehen, käme seine Antwort wie aus der Pistole geschossen: »Wir konkurrieren! Es heißt: er oder ich!« Der Parasympathikus dagegen würde gelassen reagieren: »Wir ergänzen uns«, wäre dann seine wohlüberlegte Antwort.

Der Sympathikus gewinnt die Oberhand, wenn wir Gefahr spüren, Angst haben, unter Stress stehen. Blitzschnell sorgt er dafür, dass das Nebennierenmark Adrenalin ausschüttet, das als Stresshormon bekannt ist. Adrenalin befiehlt den Bronchien und Alveolen der Lunge, sich zu weiten, damit aufgrund der gesteigerten Atmung mehr Sauerstoff ins Blut gelangt, und dem Herzen, schneller zu schlagen, damit der Sauerstoff die Zellen erreicht. Und zwar zackig, los! Blutgefäße, die die arbeitenden Muskeln mit Sauerstoff beliefern, weiten sich. Kleine Adern in der Haut dagegen werden enger. Insgesamt steigt der Blutdruck. Die Blutversorgung der Nieren wird hintangestellt, die Verdauung schaltet runter. Oberste Priorität haben die Muskeln. Denn der Sympathikus vermittelt den »Kampf-oder-Flucht«-Reflex, der im gesamten Tierreich zu beobachten ist, von der fliehenden Maus bis zu zwei Hirschen, die im Wettstreit ihre Geweihe verhaken. Egal ob die Entscheidung für Angriff oder Abhauen fällt – die Muskeln müssen in den nächsten Augenblicken Höchstleistungen bringen.

Begleiten wir kurz einen Jogger, der am frühen Morgen seine Runde durch den Wald dreht. Noch etwas verschlafen merkt er zu spät, dass da gerade eine Wildsau mit ihren Frischlingen seinen Weg kreuzt. Tiere und Menschen kommen sich gefährlich nah. In der folgenden Schrecksekunde regiert, beim Menschen ebenso wie bei der Bache, der Sympathikus. Das Muttertier wird entscheiden, ob es den Störenfried attackiert (zum Glück sehr unwahrscheinlich, wenn der Jogger nicht den einzigen Fluchtweg blockiert) oder samt Nachwuchs abhaut. Kampf oder Flucht eben. Dem Jogger in seiner Heidenangst kommt dieses Schema eher in die Quere. Er weiß zwar, dass es das Beste wäre, jetzt keine hektischen Bewegungen zu machen. Er ist sich auch der Tatsache bewusst, dass er sowieso langsamer ist als das Schwein (maximale Geschwindigkeit Mensch: 44,72 km/h, erreicht von Usain Bolt bei der Leichtathletik-WM 2009 in Berlin; Wildschweine dagegen können durchaus 50 km/h erreichen. Und der durchschnittliche Jogger in unserem Beispiel läuft ja nun nicht auf Sprint-Weltrekord-Niveau). Aber seine Instinkte rufen ihm zu, er soll bloß wegrennen. Jetzt! Immerhin: Falls er läuft, wird das dank Sympathikus garantiert der Sprint seines

Lebens. Nachdem er sich langsam und vorsichtig von den Tieren entfernt hat und alles gut gegangen ist, stellt der Jogger fest, dass er ganz verschwitzt ist und sein Herz immer noch wild pocht. Alles ein Werk des Sympathikus.

Die Kampf-oder-Flucht-Reaktion mag zwar in vielen Krisensituationen notwendig sein, ist aber für uns etwas aus der Zeit gefallen, weil Angst und Stress bei uns aus ganz anderen Gründen entstehen. Wer vor einer wichtigen Klausur oder einem Vorstellungsgespräch am liebsten weglaufen würde, darf sich beim Sympathikus bedanken. Weitaus schlimmer ist der Effekt der Kampf-oder-Flucht-Reaktion bei Dauerstress. Permanente Überlastung oder Mobbing im Job, die Furcht um den Arbeitsplatz oder eine dauerhaft unglückliche Partnerschaft können jemanden über Monate oder Jahre belasten. Auf so einen langanhaltenden Stress mit ständig aktivem Sympathikus ist unser Körper nicht eingestellt. Schlimmstenfalls droht ein Burnout.

Deshalb nach akutem Stress: einmal tief durchatmen, bitte! Der Parasympathikus ist an der Reihe. Ist die Krise überstanden, sorgt dieses Nervensystem dafür, dass der Körper sich erholt und seine Reserven auffüllt. Atmung und Herzschlag verlangsamen sich. Die zuvor geweiteten Bronchien werden wieder enger. Zellen, die unter dem Einfluss des Sympathikus ihre Energiereserven angegriffen haben, bauen nun wieder welche auf. Außerdem meldet der Parasympathikus dem Nervensystem des Darms, dass nun eine gute Zeit ist, alles zu verdauen.

Interessanterweise beeinflussen die beiden Gegenspieler auch das Auge: Der Sympathikus weitet bei Stress die Pupillen, der Parasympathikus verengt sie wieder.

Zwei Arten von Stress

Wer klagt, er fühle sich gestresst, leidet unter sogenanntem *Distress*. Doch ebenso gibt es als positiv empfundenen Stress, den *Eustress*. Er beflügelt bei anspruchsvollen, aber als sinnvoll empfundenen Aufgaben im Beruf. Er lässt Sportler in der Wettkampfvorbereitung mit Begeisterung ihre Grenzen austesten. Er lässt beim Verliebtsein die Schmetterlinge im Bauch tanzen. Die Grenzen zwischen Eustress und Distress sind fließend und von Mensch zu Mensch anders gezogen. Bestimmt kennen Sie auch jemanden, der bei der Arbeit zufrieden aufdreht, wenn er drei Projekte gleichzeitig jongliert – was anderen als Distress pur erscheint.

Eustress und Distress wirken auch in unterschiedlicher Form auf den Körper. Beim Positiv-Stress sorgen Botenstoffe wie Dopamin für Zufriedenheit. Beim Distress haben das Stresshormon Adrenalin sowie Kortisol das Regiment, samt Bluthochdruck und Herzrasen.

Steckbrief: Das Managerherz

Seine größte Leistung

15-Stunden-Arbeitstage, Jetlag bei Businessreisen nach Übersee, hastig heruntergeschlungene Mahlzeiten. Kurz gesagt: Dauerstress – das hält das Managerherz alles aus, Jahr um Jahr. Im Gegensatz zu nörgelnden Angestellten oder anstrengenden Aktionären ist es seinem Träger beziehungsweise seiner Trägerin dazu ein treuer Mitarbeiter. Es beschwert sich nicht, sondern verrichtet unauffällig seinen Job in einer 168-plus-Stunden-Woche.

Sein größter Feind

Der größte Feind des Managerherzes ist, dass ihm keine Aufmerksamkeit geschenkt wird. In vielen Branchen haben Arbeitnehmer

Tarifverträge erkämpft. Weil das Managerherz aber ebenso fleißig wie unauffällig arbeitet, wird es ausgebeutet. Das Problem dabei: Wenn es nach Jahren stillen Leidens plötzlich in den Streik tritt, befördert es seinen Träger mit einem Infarkt direkt in die Notaufnahme – wenn er es noch bis dahin schafft und nicht einfach tot umfällt ...

Pflegehinweise

Was für den Arbeitnehmer der Betriebsrat, ist für das Managerherz – genau: der Arzt! Auch wenn die Zeit immer knapp ist, lohnt es sich doch, ab dem Alter von 35 Jahren alle zwei Jahre etwas davon in einen Gesundheits-Check zu investieren, den sogenannten Checkup 35. Die Kosten der Untersuchung tragen die Krankenkassen. Hier geht es darum, frühe Anzeichen für Herzkreislauferkrankungen, aber auch solche für Diabetes oder Nierenleiden zu erkennen und gegenzusteuern. Unter anderem hört der Arzt dafür Herz und Lunge ab, bestimmt die Cholesterinwerte und fragt nach Krankheiten in der Familie. Auf Basis dieser Werte erkennt er nicht nur schon vorliegende Probleme, veranlasst weitere Diagnostik oder empfiehlt eine Therapie. Er kann zusätzlich darüber Auskunft geben, wie hoch das Risiko zum Beispiel für einen Infarkt in den folgenden Jahren ist.

Dass der Arzt bei diesem Termin zu einer gesunden Lebensweise rät, versteht sich von selbst. Ein wenig mehr Bewegung beispielsweise lässt sich auch in einen stressigen Alltag einbauen. Und selbst wenn es nur damit losgeht, beim Gang vom Büro in die Kantine die Treppe statt des Fahrstuhls zu nehmen. An dieser Stelle bereits mein ganz persönlicher Tipp für Sport im Alltag: Immer, wenn es wettertechnisch machbar ist, fahre ich mit dem Fahrrad zur Arbeit. Meine Wetterkriterien: Es darf nicht frieren (gemeint ist nicht: »Ich darf nicht frieren«, sondern eine Temperatur von unter null Grad Celsius) und ich muss trocken zur Arbeit kommen (morgendlicher

Blick aufs Regenradar). Falls für den Rückweg Regen vorhergesagt wird, fahre ich meist trotzdem Rad – zu Hause kann ich mich ja gleich umziehen. Wer allerdings jeden Windstoß und jeden kleinen Regentropfen in der Wettervorhersage als Anlass nimmt, mit dem Auto zu fahren, der sollte sich wohl nach anderen Möglichkeiten der körperlichen Aktivierung umsehen.

Einfach mal ausspannen

Einen Gegenpol in unserer oft hektischen Zeit bieten Achtsamkeit, Yoga, Meditation und weitere Entspannungstechniken. Sie bieten Momente der Ruhe und Einkehr und wirken damit auch aufs Herz. Sinkt die Pulsrate beim Meditieren, kann auch das Herz, im wahrsten Sinne des Wortes, durchatmen. Sie erinnern sich: Schlägt das Herz schnell, verbringt es mehr Zeit in Anspannung und drückt sich selbst die Herzkranzgefäße zu. Bei einem niedrigen Puls wird das Herz optimal durchblutet.

Was gerade stresst, wird für die Zeit der Übungen ausgeblendet. Für die Nerven heißt dies, dass der Parasympathikus das Ruder übernimmt. Bestenfalls verfällt man nach dem Ende der Yoga-Stunde nicht sofort wieder in Hektik, sondern kann diese Gelassenheit in den Alltag mitnehmen. Einige Yoga-Arten sind ausgesprochen schweißtreibend. Sie haben damit die positiven Auswirkungen, die Sport ohnehin mit sich bringt. Die meditativeren Yoga-Formen dienen dagegen in erster Linie dem geistigen Wohl.

Eine besondere Form der Entspannung ist das sogenannte Biofeedback. Die Technik wird zum Beispiel gegen Migräne eingesetzt, kann aber auch bei Bluthochdruck sinnvoll sein. Biofeedback ruft unbewusst ablaufende Prozesse ins Bewusstsein, etwa Atemgeschwindigkeit, Puls, Blutdruck oder auch Muskelanspannung. Ein Gerät misst die Werte, um die es geht, und meldet sie in Form von

Tönen oder Bildern. Das macht etwa den Blutdruckwert für den Übenden sofort greifbar. Mit einem Biofeedbacktherapeuten geht man bestimmte Übungen und Verhaltensweisen durch und lernt anhand der nun wahrnehmbaren Darstellung, wie sie die jeweiligen Körperwerte beeinflussen. Später kann man dieses Wissen mit in den Alltag nehmen und zum Beispiel seinen Blutdruck mit der richtigen Übung senken.

Sie entspannen am liebsten zu Musik? Auch eine ausgezeichnete Idee! Musik senkt Puls und Blutdruck, beruhigt die Atmung und lässt den Stresshormonpegel messbar fallen. Dies gilt sowohl für Gesunde als auch für bereits am Herzen Erkrankte. Einige Ärzte wie etwa der Kardiologe und Orgelspieler Hans-Joachim Trappe gehen sogar so weit, bestimmte Musikstücke zu empfehlen: Seinen Berichten zufolge sollen beispielsweise Bachs Brandenburgische Konzerte oder Händels Wassermusik besonders zuträglich bei Herzkreislauferkrankungen sein, Chopins Nocturnes oder Beethovens Mondscheinsonate dagegen entspannen und Immun- und Nervensystem stärken. Selbst zu musizieren statt nur zuzuhören fordert zusätzlich die grauen Zellen.

Lärm hat in vielerlei Hinsicht den gegenteiligen Effekt von Musik. Während wir auch laute Musik als schön empfinden und genießen können, verursacht Lärm immer Unbehagen. Je lauter, desto schlimmer. Wer in einer Stadt wohnt, hört oft oder ständig Straßenlärm. Bewusst nimmt man das Rauschen kaum noch wahr, auf den Körper wirkt es trotzdem. Das gilt mindestens ebenso für Fluglärm und das Rattern vorbeifahrender Züge. Wer permanent Verkehrslärm ausgesetzt ist, hat ein höheres Depressionsrisiko. Auch das Herz leidet: Die Gefahr einer Herzschwäche steigt. Kinder, die inmitten von Verkehrslärm aufwachsen, lernen und lesen langsamer und fühlen sich gesundheitlich eher angeschlagen.

Das sind die Ergebnisse einer großen Studie aus Deutschland. Die Forscher kamen aber auch zu positiven Schlüssen: Der Blutdruck steige kaum, ebenso das Infarktrisiko. Insgesamt stellten sie Lärm als weniger schädlich dar als zuvor angenommen. Allerdings ist die »Norah« genannte Studie umstritten, unter anderem wegen der Auswahl der Studienteilnehmer, aber auch wegen ihrer Geldgeber: Neben staatlichen Stellen waren der Frankfurter Flughafenbetreiber Fraport sowie mehrere Fluggesellschaften Sponsoren.

Quizfrage:

Stress – das steht für einen US-Präsidenten sicher in der Jobbeschreibung, vor allem in Krisenzeiten. Einer der folgenden drei hatte zu Beginn nur einen leichten Bluthochdruck, im Laufe seiner Amtszeit erhöhte er sich aber drastisch. Nachdem der Mann infolge eines Schlaganfalls starb, begann in den USA eine Langzeitstudie zur Herzgesundheit, die noch heute läuft. Welcher Präsident war es?

a) Woodrow Wilson (Präsident während des 1. Weltkriegs), der 1924 starb.

b) Franklin D. Roosevelt (Präsident während des 2. Weltkriegs), der 1945 starb.

c) Dwight D. Eisenhower (Präsident in der Anfangsphase des Kalten Kriegs), der 1969 starb.

(Antwort auf der übernächsten Seite)

Das Gebrochenes-Herz-Syndrom

Kommen wir zurück zur Frage, ob starker Stress oder Kummer jemanden töten kann. Die Antwort darauf ist leider: ja. Zum einen wissen wir das durch umfangreiche Analysen von Todesfällen älterer Paare. In den 30 Tagen nach dem Tod des Partners hat der Trauernde ein etwa doppelt so hohes Risiko, an einem Infarkt, einem Schlaganfall oder einem anderen Herzleiden zu sterben, als es eigentlich in seinem Alter zu erwarten wäre. Trotz dieser Verdopplung ist die Gefahr, innerhalb eines Monats zu sterben, immer noch sehr gering – aber wenn man Zehntausende Paare betrachtet, fällt dieser Unterschied auf. Sind diese ersten 30 Tage überstanden, sinkt das Risiko wieder.

Zum Teil steigt die Zahl der Herzinfarkte sogar während besonders dramatischer Spiele bei Fußballweltmeisterschaften. Auch aus eigener Erfahrung kann ich sagen, dass einem das Herz in so einer Situation allein vom Zuschauen bis zum Halse schlagen kann. Am stärksten gefährdet sind hier, wenig überraschend, englische Fans, sobald sich ihre Mannschaft im Elfermeterschießen beweisen muss – freundlich formuliert nicht die allergrößte Stärke des englischen Teams. Als die *Three Lions* 1998 im Achtelfinale im Elfmeterschießen Argentinien unterlagen, war das für manchen Fan zu viel: Die Zahl der Infarktpatienten lag an diesem und den folgenden zwei Tagen 25 Prozent höher als normal.

Außerdem existiert eine Krankheit, deren Name bereits klarmacht, wodurch sie entsteht – das *Broken-Heart-Syndrom*. Extreme emotionale Belastungen wirken hier auf das Herz. Oft sind es negative: der Tod eines Liebsten, das Erleben einer Naturkatastrophe, Liebeskummer oder ein Überfall. Doch auch starke Freude kann zu einem Broken-Heart-Syndrom führen – bekannt sind Fälle nach einem Lottogewinn oder einem besonders erfolgreichen Skatabend. Ärzte gehen davon aus, dass ein hoher Stresshormonpegel die Krankheit herbeiführt – und dieser kann, wir erinnern uns, auch durch positiven Stress, also Eustress bedingt sein. Wissenschaftlich beschrieben wurde die Krankheit erst Anfang der neunziger Jahre von japanischen Ärzten. Sie nannten sie *Tako-Tsubo-Kardiomyopathie*, nach einer traditionellen Tintenfischfalle, einem bauchigen Tonkrug mit schmalem Hals.

Bei Tako-Tsubo können sich die Muskeln in der Herzspitze, dem unteren Ende des Herzens, nicht mehr bewegen. Wenn sich die linke Herzkammer während der Systole zusammenzieht, klappt das zwar noch im oberen Bereich. Darunter ist sie jedoch aufgebläht wie ein Ballon. Im Ultraschall oder auf speziellen Röntgenbildern ähnelt ihre Form dann der Tintenfischfalle. Für die Betroffenen fühlt sich Tako-Tsubo an wie ein Herzinfarkt: In der Brust macht sich ein drückender Schmerz breit, dazu kommen Luftnot, Übelkeit und Ohnmachtsanfälle.

Auch Ärzte können die Krankheit erst einmal nicht von einem Infarkt unterscheiden. Das EKG jedenfalls kann ganz genauso aussehen. Doch wenn Kardiologen mit einem Katheter überprüfen, ob die Herzkranzgefäße durchblutet sind, finden sie gesunde, nicht verstopfte Adern vor.

Noch ist nicht völlig geklärt, wie Tako-Tsubo entsteht. Eine Theorie lautet, dass der hohe Stresshormon-, also Adrenalinspiegel die Gefäße so stark verengt, dass Teile des Herzens nicht mehr durchblutet werden – genau wie bei einem Infarkt. Möglicherweise erhöhen auch bestimmte Virusinfekte das Risiko für das Broken-Heart-Syndrom.

Noch eines ist ungewöhnlich an dieser Krankheit: Mehr als 90 Prozent der Betroffenen sind Frauen. Obwohl Tako-Tsubo erst seit ein paar Jahrzehnten bekannt ist und einen für uns exotischen Namen trägt, ist es keineswegs selten. Etwa zwei Prozent der Männer und mehr als sieben Prozent der Frauen, die mit einem Verdacht auf Herzinfarkt in die Notaufnahme kommen, leiden daran. Sie haben dann allerdings Glück im Unglück: Trotz aller Mittel, die die moderne Medizin zur Verfügung stellt, sterben vier von zehn Herzinfarktpatienten in den ersten 24 Stunden nach dem Ereignis. Das Broken-Heart-Syndrom dagegen überstehen 97 bis 99 von 100 Betroffenen.

Ein anderes, zum Glück sehr viel milderes Beispiel dafür, dass Stress sich auf das Herz auswirken kann, habe ich einmal zu Semesterbeginn in der Uniklinik erlebt, in der ich damals arbeitete. Das Durchschnittsalter der Patienten in der Notaufnahme lag bei ungefähr 35 Jahren – also sehr viel niedriger als sonst. Es stellte sich heraus, dass viele Medizinstudenten im ersten Semester aufgrund des plötzlichen Stresses an der Universität Brustschmerzen entwickelt hatten. Wir hatten an diesem Tag vier 20-Jährige, die sich mit der selbstgestellten Diagnose »Herzinfarkt« vorstellten.

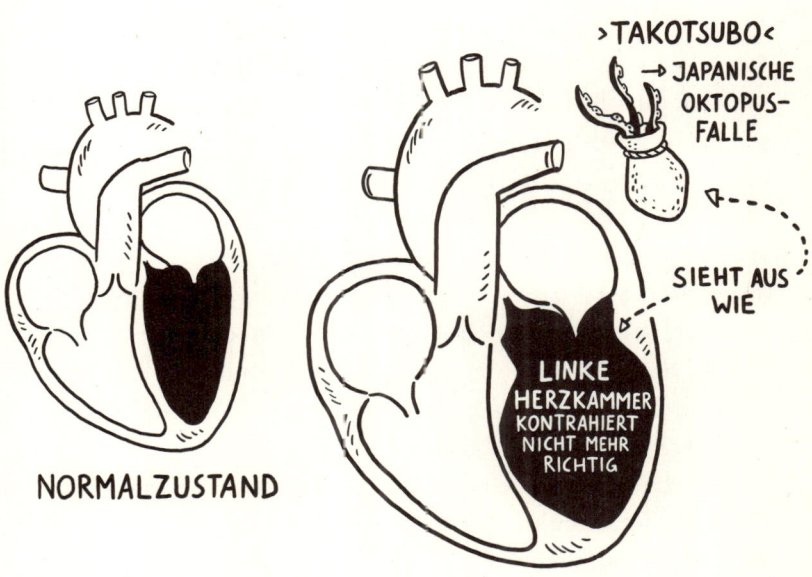

NORMALZUSTAND

›TAKOTSUBO‹
→ JAPANISCHE OKTOPUS-FALLE

SIEHT AUS WIE

LINKE HERZKAMMER KONTRAHIERT NICHT MEHR RICHTIG

Nach ein paar Laboruntersuchungen konnten wir sie alle mit dem Rat, das Studium etwas lockerer anzugehen, wieder entlassen. Nicht alles, was der Professor in der Eingangsvorlesung androht, wird auch so umgesetzt. Oder auch: Nichts wird so heiß gegessen, wie es gekocht wird. Nach Aussage meiner erfahreneren Kollegen wiederholte sich das Schauspiel in unserer Notaufnahme regelmäßig zu Semesterbeginn. Manche Dinge dürfen sich auch angehende Mediziner nicht so sehr zu Herzen nehmen.

Zwischenfrage: Was ist überhaupt ein Schock?

Ein Schock – im normalen Sprachgebrauch steht der Begriff für ein stark belastendes Ereignis: der Jobverlust, die Krebsdiagnose. »Das war ein Schock für mich«, sagen Menschen, wenn sie ein Erlebnis noch nicht oder nur nach sehr langer Zeit und unter großen Mühen verdaut haben.

Sprechen Ärzte von einem Schock, meinen sie etwas anderes: Der systolische (höhere) Blutdruck ist niedriger als der Puls – das wäre zum Beispiel der Fall, wenn das Herz 120 Mal in der Minute schlägt, während der Blutdruck bei 80 zu 60 liegt. Dieser Zustand kann schnell lebensbedrohlich werden, denn der Blutdruck reicht nicht aus, um die Organe ausreichend mit Sauerstoff zu versorgen. Für so einen Schockzustand gibt es mehrere Ursachen: Beim *hämorrhagischen Schock* hat jemand massiv Blut verloren, wie es bei Unfällen passieren kann. Das Blutvolumen reicht schlicht nicht aus, der Betroffene braucht dringend eine Transfusion.

Beim *kardiogenen Schock* hat die Pumpleistung des Herzens so stark nachgelassen, dass ebenfalls der Zusammenbruch des Kreislaufs droht. Meist passiert dies infolge eines Herzinfarkts.

Der *septische Schock* tritt ein, wenn große Mengen Krankheitserreger im Blut zirkulieren. Das Immunsystem schüttet massenweise Botenstoffe aus, damit alle bei der Bekämpfung mitmachen. Doch diese Botenstoffe sorgen auch dafür, dass sich die Gefäße weitstellen – bis zu dem Punkt, an dem der Blutdruck stark abfällt und die Blutversorgung stockt. Die *Sepsis*, die auch Blutvergiftung genannt wird, ist eine gefürchtete Komplikation bei Infektionen. Bei ihr wandern die krankmachenden Bakterien vom Ort der ursprünglichen Entzündung – also beispielsweise einer vereiterten Zahnwurzel, der Blase, der Lunge, einer entzündeten OP-Wunde oder dem Blinddarm – in die Gefäße. Ist das Immunsystem bereits geschwächt, steigt das Risiko für eine Sepsis.

Beim *anaphylaktischen Schock* weitet eine allergische Reaktion die Gefäße. Es ist die von Allergikern am stärksten gefürchtete Folge ihrer Krankheit. Die Gefahr eines anaphylaktischen Schocks ist auch wichtiger Grund dafür, dass auf Lebensmitteln inzwischen die häufigsten Allergieauslöser in fetter Schrift deklariert werden. Während mancher Gesunde bei dem Hinweis »Kann Spuren von Nüssen enthalten« leicht genervt die Augen verdreht, ist es für den Nussallergiker eine möglicherweise lebensrettende Information. Menschen, die stark gegen Bienen- oder Wespengift oder bestimmte Nahrungsmittel allergisch sind, sollten immer ein Notfallset bei sich tragen, das im Falle eines Schocks eine sofortige Behandlung ermöglicht. Es enthält ein Antihistaminikum sowie Kortison, die beide allergische Reaktionen unterdrücken. Betroffene sollten zudem immer eine spezielle Spritze mit Adrenalin dabei haben, das sie sich im Notfall mit einem Autoinjektor selbst in den Oberschenkel spritzen können. Adrenalin erhöht den Blutdruck, was in diesen Situationen den Kreislauf stabilisiert. Zusätzlich sorgt es dafür, dass sich die Atemwege weiten, die bei einem anaphylaktischen Schock oft gefährlich verengt sind. Übrigens können nicht nur Nahrungsmittel oder natürlich vorkommende Substanzen wie eben Insektengift, sondern auch Medikamente anaphylaktische Schocks auslösen.

Eine der ersten Maßnahmen bei einem Schock ist, den Betroffenen flach hinzulegen und die Beine hochzuhalten. So kann das Blut, das sonst in den Beinen versickert, das Gehirn und die inneren Organe besser versorgen. Die wichtige Ausnahme: Beim kardiogenen Schock würde diese Position schaden. Das Herz müht sich ohnehin schon ab, den Kreislauf aufrechtzuerhalten. Werden nun die Beine hochgelegt, sodass das Blut Richtung Herz strömt, kann es gänzlich versagen. Hier hilft es stattdessen, den Patienten sitzen zu lassen oder seinen Oberkörper im Liegen leicht aufzurichten. Das entlastet das geschwächte Herz.

Wie kann auch ein Laie den kardiogenen Schock von den anderen unterscheiden? Am besten an den vorangegangenen Beschwerden. In vier von fünf Fällen haben Betroffene einen Infarkt erlitten, der unter anderem mit starker Luftnot mit rasselndem Atemgeräusch, kalter Haut, kaltem Schweiß und starken Schmerzen im Brustbereich einhergeht. Beim anaphylaktischen und septischen Schock dagegen sind Betroffene meist zumindest am Anfang glühend heiß.

Ist der Betroffene noch bei Bewusstsein, weiß er meist selbst, was für ihn am besten ist, und versucht die Position einzunehmen, die ihn am meisten entlastet. Deshalb: fragen, wie es sich besser anfühlt, und entsprechend helfen. Im Zweifelsfall den Patienten flach hinlegen und auf den Rettungsdienst warten. Achtung: Setzt die Atmung aus, bitte sofort mit der Herzdruckmassage beginnen – sonst nimmt das Gehirn des Betroffenen Schaden, während der Rettungswagen noch auf dem Weg ist. Details zum Thema Reanimation finden Sie in Kapitel 8.

Kapitel 6

Sportprogramm für einen einzigartigen Muskel

Das Herz ist nicht irgendein Muskel – sondern ein sehr spezieller. Unser Körper besitzt drei unterschiedliche Typen von Muskulatur. Sprechen wir von »Muskeln«, meinen wir üblicherweise die Skelettmuskulatur. Sie lässt sich bewusst steuern und ermöglicht uns zu gehen, zu stehen, zu kauen, zu küssen, den Daumen anzuwinkeln, jemandem die Zunge rauszustrecken oder beim Bodybuilding-Wettbewerb mit Bizeps und Waschbrettbauch zu punkten. Überfordern wir die Skelettmuskulatur, rächt sie sich mit einem Muskelkater.

Der zweite Typ Muskel ist die glatte Muskulatur, die sich der bewussten Steuerung entzieht. Sympathikus und Parasympathikus regulieren ihre Bewegungen. Die glatte Muskulatur ummantelt unter anderem den Darm, die Atemwege und die Blutgefäße und kann diese weiten oder verengen. Die glatte Muskulatur bekommt keinen Kater, sie kann sich beliebig lange anspannen, ohne zu ermüden.

Der dritte Typ ist: der Herzmuskel. Er vereint Merkmale der beiden anderen Muskeltypen. Zwar sieht er der Skelettmuskulatur ähnlich, er entzieht sich jedoch wie die glatte Muskulatur unserer Kontrolle. Und wie diese ist auch er resistent gegenüber Muskelkater.

Übrigens: Was Muskelkater eigentlich auslöst, darüber wird im Detail immer noch gestritten. Einer Theorie zufolge bilden sich bei starker oder ungewohnter Belastung kleine Risse in den Muskeln, die den Schmerz verursachen. Das Herz aber ist schon zur Geburt voll durchtrainiert, nachdem es ein paar Monate im Mutterleib geübt hat. Und es führt keine ungewohnten Bewegungen aus, sondern immer brav dieselben. Lebenslang. Einem Herzmuskelkater am nächsten kommt die *Tachymyopathie*. Bei ihr ist das Herz geschwächt, nachdem es aufgrund von Rhythmusstörungen längere Zeit einen deutlich zu hohen Puls vorgelegt hat.

Normalerweise pumpt das Herz in einer Minute das gesamte Blut, also grob geschätzt fünf bis sechs Liter, einmal durch den Körper. In Ruhestellung genügt das, um Organe und Muskeln zufriedenzustellen. Aber wir sind ja nicht für die Ruhestellung geschaffen. Fangen wir mal mit ganz normalem Gehen an: In dem Moment, in dem sich der Körper in Bewegung setzt, verbrauchen die Muskeln mehr Sauerstoff, den sie dem Blut entziehen – wir haben das schon beim Thema »Flucht oder Attacke« erwähnt. Die gesunkene Sauerstoffmenge im Blut bleibt nicht unbemerkt. Sofort wird Richtung Gehirn gefunkt, dass mehr davon benötigt wird.

Den Sympathikus haben wir schon kennengelernt, sein Einsatz ist hier wieder gefordert. Er lässt das Herz schneller schlagen und die Lungen schneller atmen. Die Muskeln setzen derweil ein spezielles Gas (Stickstoffmonoxid) frei, damit sich die Gefäße in ihrer Umgebung weiten. In anderen Bereichen des Körpers, dem Darm etwa, werden die Gefäße verengt. So verbessert sich der Blutfluss dort, wo gerade hart gearbeitet und viel Sauerstoff verbraucht wird. Das dabei entstehende Kohlendioxid, das die Muskeln zurück in die Blutbahn schicken, erweitert die Gefäße ebenfalls – das hat die Natur praktisch eingerichtet.

Wird aus dem Gehen ein Laufen, beschleunigen Herz und Lungen weiter. Bis zu 30 Liter Blut kann das Herz pro Minute umwälzen. Auch die Atmung wird schneller, damit weiterhin genug Sauerstoff bereitsteht.

Wer entspannt, verbraucht in der Minute rund 0,3 bis 0,4 Liter Sauerstoff, ein großes Glas voll. Bei zügigem Gehen steigt der Verbrauch auf etwa 1,2 Liter. Für sportliche Höchstleistungen setzen Athleten um die 4 Liter Sauerstoff in der Minute um.

Weil die eingeatmete Luft nur zu rund einem Fünftel aus Sauerstoff besteht und von diesem wiederum nur etwa ein Viertel von der Atemluft ins Blut wandert, müssen die Lungen deutlich mehr als 0,3 bis 4 Liter pro Minute bewegen. Selbst in Ruhe atmen wir in 60 Sekunden rund 8 Liter Luft ein und wieder aus. Acht Milchtüten voller Luft, ohne dass wir einen Gedanken darauf verwenden. Ein Erwachsener schafft diese Menge in circa 16 Atemzügen. Kinder und vor allem Kleinkinder atmen schneller, ihr Herz pocht ja auch deutlich häufiger als das eines Erwachsenen. Bei Neugeborenen sind 40 Atemzüge pro Minute nicht ungewöhnlich. Sie benötigen einfach viel häufiger frischen Sauerstoff, weil ihr Blut viel schneller zirkuliert.

Steckbrief: Das Sportlerherz

Seine große Stärke

Das Sportlerherz hat durch jahrelanges Training nicht nur an Muskelmasse zugelegt, auch seine Kammern haben sich vergrößert. Das Sportlerherz weiß: In der Ruhe liegt die Kraft. Deshalb pumpt es seltener, aber dafür mit jedem Schlag mehr Blut in den Körper als das Herz eines Sportmuffels. Von dieser Effizienz profitiert es selbst. Zur Wiederholung: Das Herz wird ja nur durchblutet, wenn es sich entspannt. Sobald es sich zusammenzieht, drückt es sich selbst den Saft ab – weil unter dem Druck der Kontraktion die Herzkranzgefäße zusammengepresst werden. Schlägt das Herz langsamer, finden weniger Kontraktionen statt, es verlängert sich also die Zeit, in der das Herz selbst von Blut durchströmt wird und somit zum Atmen kommt.

Sein größter Feind

Ein junger, scheinbar gesunder Läufer bricht während eines Marathons zusammen, ein Fußballprofi mitten im Spiel auf dem Platz. Beide sterben. Diagnose: plötzlicher Herztod. Fälle wie dieser sind sehr selten, aber leider passieren sie. Warum quittiert das Sportlerherz, obwohl eigentlich so gut trainiert, plötzlich den Dienst?

In den meisten Fällen sind unerkannte Herzleiden die Ursache. Kardiologen empfehlen deshalb, junge Leistungssportler und auch Marathonläufer einmal zu untersuchen, bevor sie sich in sportliche

Strapazen stürzen. So lässt sich vorher klären, ob das Sportlerherz fit und munter ist – oder etwas mehr Nachsicht benötigt.

Pflegehinweise

Entgegen einer dümmlichen Redewendung ist Sport kein Mord. Dennoch ist anstrengendes Training nicht immer die beste Medizin. Wenn eine Erkältung gerade die Nase verstopft oder eine Magen-Darm-Grippe die Verdauung rumoren lässt, ist eine Sportpause Pflicht. Der Grund: Die Krankheitserreger können im Körper wandern und so statt »nur« der Atemwege oder der Darmzellen auch das Herz angreifen. Stichwort: Myocarditis (siehe Kapitel 2). Starke körperliche Anstrengung erhöht das Risiko, dass aus dem unangenehmen, aber harmlosen Infekt eine Herzmuskelentzündung erwächst. Sie schwächt das Herz. Mit Glück nur zeitweise, mit Pech aber dauerhaft.

Damit das nicht geschieht, gilt die bereits erwähnte Faustregel: Wer nach einem Infekt noch merkt, dass zum Beispiel beim Treppensteigen schneller die Puste wegbleibt, sollte weiter auf Sport verzichten. Auch wenn das mit Blick auf den nächsten Marathon schwerfallen mag. Trainingsrekorde sind bei dieser Verfassung sowieso nicht zu erwarten.

Und noch eine Anmerkung: Es gibt leider viele Gründe, warum ein Herz sich vergrößern kann. Wenn ihr Kardiologe also von einer Herzvergrößerung spricht, muss das nicht zwangsläufig das erfreuliche Resultat vorbildlicher sportlicher Aktivität sein, die womöglich auch noch viele Jahre zurückliegt. Leider kann das auch krankheitsbedingt sein.

Warum ist erhöhter Blutdruck beim Sport gesund?

Beim Sport steigt der Blutdruck – und das ist gut so. Aber wieso gilt etwas, das Ärzte sonst behandeln, plötzlich als gesund? Das liegt daran, dass die Ursachen sich unterscheiden.

Wer dauerhaft unter erhöhtem Blutdruck leidet, hat zu eng gestellte Gefäße. Das Blut fließt aber nicht schneller als gewöhnlich. Beim Sport dagegen ist der Blutfluss stark erhöht, was auch den Druck ein wenig in die Höhe treibt. Dieser Fluss wirkt auf die innere Schicht der Arterien, das sogenannte *Endothel*. Er regt es an, neue Gefäße zu bilden. So wie Städteplaner Umgehungsstraßen bauen, wenn die Durchfahrtswege in der Stadt ständig überlastet sind, so lässt sich auch das Gefäßsystem darauf ein, neue Abzweigungen anzulegen. Leider löst der krankhafte Bluthochdruck ohne erhöhten Blutfluss dieses Signal nicht aus. Stattdessen müssen sich hier die Blutzellen weiterhin durch dann oft immer enger werdende Wege zwängen, sodass stets ein Stau droht. Nur beim erhöhten Blutfluss lenkt der Körper ein und errichtet neue Umgehungsstraßen.

Dass das Herzkreislaufsystem von Sportlern neue Gefäße ausbildet, kann sie sogar vor einem Infarkt bewahren. Bisweilen finden Ärzte bei ihnen komplette Verschlüsse einer Herzkranzarterie, die keine Probleme bereitet haben – weil ein natürlicher Bypass, ein neu gebildetes Gefäß, den Teil des Herzens versorgt, der sonst abgestorben wäre. Ein Sportmuffel hätte bereits einen Infarkt erlitten! Leider kann sich dies später rächen: Das Druckgefühl, das Betroffene sonst auf Gefäßverengungen aufmerksam macht, bleibt wegen der natürlichen Bypässe erst einmal aus. Eine nicht unerhebliche Erkrankung kann daher bei fehlenden Beschwerden unerkannt bleiben. Sollte sich dann ein weiteres Gefäß verschließen, kann es auch den sportlich Aktiven umso härter treffen. Aber auch diese eher seltene Beobachtung gilt nicht als Ausrede, einfach auf dem Sofa sitzen zu bleiben.

Gerade kürzlich wurde in meiner Klinik ein Patient behandelt, welcher sich mit leichten Beschwerden vorstellte, obwohl er sich regelmäßig schwerste körperliche Belastungen zumutete. Er berichtete von seinen vielen Urlaubsreisen, welche stets die Hochgebirge dieser Welt zum Ziel hatten. Er war nun fast 70 und immer noch höchst aktiv in diesem nahezu professionell betriebenen Hobby. Auf der letzten Klettertour durch die Alpen habe er in einer Höhe von über 3 000 Meter ein leichtes Druckgefühl in der Brust bemerkt, auch sei die Atmung etwas knapp gewesen. Das habe er so von sich nicht gekannt, jedoch sah er sich auch nicht dazu veranlasst, die Tour und den Urlaub abzubrechen.

Allerdings führte die anschließende Vorstellung beim Arzt diesen sportlichen Mann dann doch ins Krankenhaus. Inzwischen wurde der Gute wegen schwerer Verkalkung aller drei Herzkranzgefäße erfolgreich operiert, ihm wurden Bypässe gelegt. Eines der Gefäße war zu 99 Prozent verschlossen. Manch anderer Patient bewältigt mit so einem Befund keinen Höhenunterschied von fünf Metern mehr.

Wer bereits an Durchblutungsstörungen leidet, dem sei besonders dringend empfohlen, das natürliche Wachstumsmittel Bewegung reichlich anzuwenden. Zwar regt auch ein Gefäßverschluss das Wachstum neuer Adern an – aber das erfolgt dann zu spät und nicht in ausreichendem Maße. Der Gefäßverschluss ist sozusagen der Unfall auf der Autobahn und die Antwort des Körpers darauf lautet zunächst »Zusammenbruch des Verkehrsflusses« und dann ein improvisiertes Vorbeischlängeln auf der Standspur.

Forscher arbeiten daran, die Botenstoffe gezielt einzusetzen, die dem Körper mitteilen, er möge bitte zügig ein paar neue Blutgefäße anlegen. Dies könnte in Zukunft bei der Therapie von Herzkreislaufleiden helfen. Zudem haben Wissenschaftler der Berliner

Charité die sogenannte »Herzhose« für Patienten entwickelt, die sich nicht genug bewegen können: Um die Beine geschnallte Manschetten drücken hier das Blut zurück zum Herzen, was den Blutfluss insbesondere in den Herzkranzgefäßen steigert. Der Patient liegt, während die Manschetten eine Sportstunde fürs Herz simulieren. Drei bis sieben Wochen mit insgesamt 30 bis 35 Trainingsstunden benötigt es, um das Wachstum natürlicher Bypässe anzuregen. Als dauerhaften Bewegungsersatz für Fitnessmuffel aber verstehen die Ärzte ihr Gerät nicht – eher als eine Art Anschubhilfe in ein aktiveres Leben.

Vom Arzt verordnet: Fahrstuhlverbot

Ärzte, könnte man unken, verordnen viel, wenn der Tag lang ist. Medikamente senken den Blutdruck und die Blutfettwerte, verdünnen das Blut oder stärken bei einer Herzschwäche die Pumpe.

Was Ärzte dagegen zu selten verordnen, ist ein Fahrstuhl- und Rolltreppenverbot. Leider! Beobachten Sie einmal, wie schnell Menschen den Fahrstuhl bemühen. Selbst für zwei, drei Stockwerke lässt man sich tragen statt zu gehen. Dass es meistens schneller gehen würde, gleich die Treppe zu nehmen, anstatt auf den Fahrstuhl zu warten, tut der Beliebtheit des Fahrstuhls keinen Abbruch. Der innere Schweinehund ist ein Fahrstuhlfahrer! Hand aufs Herz – gilt das auch für Ihren?

Gerade Menschen mit einem Bürojob bewegen sich zu wenig. Morgens geht es aus der Haustür direkt ins Auto. Bei der Fahrt geht vielleicht mal der Blutdruck hoch, aber leider nur aus Ärger über den Verkehr. Vom Auto schlendert man ein paar Schritte an den Arbeitsplatz. In der Mittagspause wartet die Kantine im Gebäude. Abends geht's wieder ins Auto und von dort direkt aufs Sofa. Ein wenig mehr Bewegung einzubauen, kostet zuerst Überwindung.

Aber es lohnt sich. Bewusst einmal um den Block gehen, ehe man ins Auto steigt. Nicht an der nächstgelegenen Busstation einsteigen, sondern erst eine weiter. Im Büro auch mal Kollegen persönlich aufsuchen, statt sie nur anzurufen oder eine E-Mail zu schreiben. Jeder Schritt zählt! Es hilft auch, Kollegen einzuspannen – wenn einer anfängt, die Treppe statt des Fahrstuhls zu nehmen, ziehen bestimmt andere mit. Fitnesstracker, die die Schritte zählen, können eine zusätzliche Motivationshilfe darstellen.

Welchen Einfluss allein das Umsteigen vom Auto auf öffentliche Verkehrsmittel hat, deutet eine britische Studie an: Wer mit Bus und Bahn pendelt, wiegt demnach durchschnittlich ein paar Kilo weniger und hat einen geringeren Körperfettanteil als jemand, der ins eigene Auto steigt.

Sind es zur Arbeit nur wenige Kilometer, bietet sich das Fahrrad an. In der Stadt sind fünf, sechs Kilometer mit dem Rad fast genauso schnell zurückgelegt wie mit Auto, Bus oder Bahn – jedenfalls wenn man Parkplatzsuche oder einen Fußweg zur Haltestelle mitzählt. Wer zu wenig Zeit für regelmäßigen Sport hat, verwandelt so immerhin den Arbeitsweg in ein Sportprogramm – wie gesagt, das ist auch meine persönliche Empfehlung. Denn mich kostet es einfach viel zu viel Überwindung, mich nach dem Feierabend noch einmal extra zu einem Sportprogramm aufzuraffen und ins Fitnessstudio oder joggen zu gehen. Und seit der Markteinführung des E-Bikes sind auch Steigungen auf dem Weg zur Arbeit keine Ausrede mehr.

Wobei: Ist es eigentlich wirklich gesund, ständig neben und hinter Autos herzufahren und deren Abgase einzuatmen? Oder lebt der Autofahrer vielleicht doch gesünder? Nein – auch in der verschmutzten Stadtluft bleibt das Radfahren die bessere Wahl. Die Mittelwerte für den besonders kleinteiligen und schädlichen Feinstaub, der in die Lungenbläschen gelangen kann, erreichten 2016 in keiner deutschen Stadt 20 Mikrogramm pro Kubikmeter. Am stärksten belastet waren die Paracelsusstraße in Halle mit 19 sowie die Frankfurter Allee in Berlin-Friedrichshain und das Neckartor in Stuttgart mit je 18 Mikrogramm. Aber selbst wenn in einem Kubikmeter Luft mehr als 100 Mikrogramm enthalten wären, wäre es immer noch gesünder, täglich 75 Minuten Rad zu fahren, als es zu lassen.

Weshalb das Herz gerne abtaucht

Das Herz ist ein Ausdauersportler. Kein Wunder, dass unserer Pumpe deshalb Laufen, Radfahren, Schwimmen, Rudern, Nordic Walking und ähnliche Sportarten besonders gut gefallen. Das soll jetzt aber niemanden von Tischtennis, Kickboxen oder Muskelaufbau im Fitnessstudio abhalten – auch sie tragen dazu bei, das Herzkreislaufsystem gesund zu halten.

Wer dem Herzen aber eine Extraportion Training gönnen will, ist im Schwimmbad besonders gut aufgehoben. Schon das erste Eintauchen ins Wasser verändert etwas ganz Entscheidendes. Das hängt, wie so oft beim Herzen, mit Druck zusammen. Auf jedem Menschen lastet permanent Druck, selbst auf dem friedlich schlafenden Baby: der Luftdruck. Es ist das Gewicht der Erdatmosphäre. Luft ist zwar leicht, aber nicht gewichtlos. Auf der Höhe des Meeresspiegels wiegt ein Liter Luft etwa 1,2 Gramm. Je weiter nach oben es geht, desto dünner wird sie, auch der Luftdruck sinkt. Wasser ist schwerer als Luft, oder, wenn man es wissenschaftlich genauer ausdrücken will: Es hat eine höhere Dichte. Ein Liter Wasser wiegt ein Kilogramm. Auf Schwimmern lastet dieser Wasserdruck zusätzlich zum Luftdruck, der ja auch auf das Wasser drückt. Er presst am ganzen Körper auf die Haut und damit auf die dicht unter der Oberfläche laufenden Gefäße. Das Blut wird Richtung Körpermitte gedrückt, also durch die Venen zum Herzen. Die Herzkammern können sich in der Entspannungsphase, der Diastole, besser füllen. Weil das Herz, wie schon erwähnt, kein Speicher ist, sondern eine Pumpe, befördert es nun mit jedem Schlag mehr Blut. Schwimmen lässt die Herzfrequenz daher weniger in die Höhe schnellen als andere Sportarten. Da Schwimmen also dafür sorgt, dass das Herz sich optimal füllt, während es weniger stark beschleunigen muss, ist die Bewegung im Wasser ein toller Herzsport. Gleichzeitig müssen auch die Lungen stärker ackern, um sich unter dem stärkeren Druck mit Luft zu füllen. Das trainiert die Atemmuskulatur und trägt dazu bei, dass sich auch außerhalb des Pools die Atemtiefe und somit die pro Atemzug eingeatmete Luftmenge erhöht.

Sport aktiviert den Sympathikus, der Herzschlag und Atmung beschleunigt und Energiereserven verbrennen lässt. Schwimmen aber lässt den Parasympathikus mit ans Ruder. Sobald wir beim Schwimmen den Kopf unter Wasser tauchen, beispielsweise beim Brustschwimmen, setzt der sogenannte Tauchreflex ein. Das Herz schlägt langsamer, die Gefäße verengen sich, die Atemwege werden von den Stimmlippen des Kehlkopfes verschlossen. Der Tauchreflex setzt wahrscheinlich ein, sobald »Messfühler«, also die Gesichtsnerven registrieren, dass der Kopf unter Wasser getaucht wird. Das Phänomen ist auch bei Tieren zu beobachten – vom Schnabeltier bis hin zum Pottwal. Es erklärt übrigens, warum Babys unter Wasser eine so gute Figur machen und einfach losschwimmen, anstatt heillos Wasser zu schlucken – das legendäre Cover des Albums *Nevermind* von Nirvana zeigt das sehr schön. Aber Achtung: Das reflexhafte Anhalten des Atmens verschwindet innerhalb des ersten Lebensjahres, manchmal sogar schon nach wenigen Wochen.

Dass Robben, Wale und Pinguine genug Sauerstoffreserven für ihre ausgedehnten Tauchgänge haben, hängt nur zum Teil mit dem Tauchreflex zusammen, der den Energieverbrauch unter Wasser drosselt. Die Tiere speichern zusätzlich Sauerstoff in ihrem Muskelgewebe. Die geschieht mithilfe eines Proteins, das mit dem Hämoglobin eng verwandt ist, dem *Myoglobin*. Es findet sich auch bei zahlreichen anderen Tieren. So wie das Hämoglobin das Blut rot färbt, sorgt Myoglobin für die rote Farbe von Muskelfleisch. Wie sein Blutsbruder kann es Sauerstoff an sich binden und transportieren. Tauchende Meeressäuger, die besonders viel Myoglobin besitzen, zehren von den Atemreserven, die sie direkt im Muskel deponiert haben. Man geht davon aus, dass das Myoglobin auch Apnoetauchern hilft, Tiefenrekorde ohne Atemgerät aufzustellen. Im Mai 2016 tauchte der Neuseeländer William Trubridge 122 Meter tief. Er hielt dafür 4 Minuten und 24 Sekunden die Luft an. Eine erstaunliche Leistung!

Doch wir haben Myoglobin nicht bloß im Körper, um ein paar Minuten robbengleich in die Tiefe des Meeres hinunterzugleiten. Es erfüllt eine viel entscheidendere Aufgabe. Das Protein findet sich vor allem in diesem einen, ganz besonderen Muskel – dem Herzen. Das selbstlose Herz drückt sich ja die Luft ab, wenn es während des Zusammenziehens durch den starken Druck die Herzkranzgefäße zusammenpresst und so den Blutfluss hemmt. Auch wenn es nur um Bruchteile einer Sekunde geht, wird im schwer arbeitenden Herzmuskel schnell der Sauerstoff knapp. Deshalb langt das Herz in der Entspannungsphase, wenn es gut durchblutet wird, mithilfe seines Myoglobins kräftig zu und legt im Muskelfleisch einen Luftvorrat für schlechte Zeiten an.

Nebenwirkung dünner Luft: Die Höhenkrankheit

Mit Luftknappheit zu kämpfen haben auch Sportler, die in ganz anderen Gefilden unterwegs sind als Apnoetaucher: die Bergsteiger. Ab Höhen von etwa 3 000 Metern erwischt fast jeden dritten Bergwanderer die Höhenkrankheit. Je höher es geht, desto mehr kämpfen damit. Dann nutzen auch die beste Vorbereitung und der stärkste Wille nichts: Man muss umdrehen und zügig zurück Richtung Tal. Erste Anzeichen der Höhenkrankheit sind Kopfschmerzen, Übelkeit und fehlender Appetit, ebenso ein auch in Pausen schnell schlagendes Herz. Schreitet die Höhenkrankheit voran, werden die Kopfschmerzen immer schlimmer. Husten, Schwindel und weitere Beschwerden plagen den Betroffenen. Manche sind verwirrt oder halluzinieren. Das Herz rast, das Atmen bereitet Probleme. In schweren Fällen endet die Krankheit tödlich, weil das Gehirn anschwillt oder sich die Lungen mit Wasser füllen.

Um die Höhenkrankheit zu verstehen, belauschen wir einmal einen ständig stattfindenden Dialog zwischen Lunge und Gefäßen. Jemand ist gerade entspannt, die Atmung geht ruhig und regelmäßig. Ein und aus, ein und aus. Der Brustkorb hebt sich ein bisschen, aber bei weitem nicht so stark, wie es möglich wäre. Die meiste Zeit nutzen wir beim Atmen nicht die volle Kapazität unserer Lungen. Wo keine frische Luft die Alveolen aufbläht, wartet entsprechend auch kaum Sauerstoff, um von den roten Blutkörperchen eingesammelt zu werden.

Was machen Taxifahrer, wenn der Flughafen bestreikt wird und dort einen Tag lang niemand abfliegt oder ankommt? Bestimmt stellen sie sich nicht in die Taxischlange am Flughafen, um auf Fahrgäste zu warten. Genau so handeln auch die roten Blutkörperchen: Sie meiden die stillgelegten Lungenbereiche, damit nicht lauter Leerfahrten Richtung Herz gehen. Das Herzkreislaufsystem ermöglicht dieses Ausweichen, indem es die Gefäße in nicht belüfteten Lungenbereichen enger stellt. Ein bisschen Blut fließt trotzdem noch hindurch, aber deutlich weniger.

Woher die Gefäße wissen, wann sie sich eng stellen sollen? Sie führen eine Qualitätskontrolle durch, indem sie messen, wie viel Sauerstoff im Blut gelöst mitschwimmt. Also nicht die Sauerstoffmenge, die es sich in den roten Blutkörperchen, den »Fähren«, bequem gemacht hat, sondern jenen Anteil, der direkt eintaucht. Sauerstoffpartialdruck heißt das. Ist er zu niedrig, wird dicht gemacht. In den Bergen sabotiert sich das Herzkreislaufsystem mit diesem Regulationsmechanismus selbst. Ganz unabhängig von flachen oder tiefen Atemzügen sinkt der Sauerstoffpartialdruck im Blut, weil die eingeatmete Luft aufgrund der zunehmenden Höhenlage insgesamt dünner wird. Somit werden die Lungengefäße nicht nur in einigen Arealen der Lunge, sondern in allen verengt. Der Körper erhält also weniger Sauerstoff: Man bekommt Kopfweh, Atemnot, fühlt sich erschöpft. Weil das Verengen der Gefäße in der Lunge den Druck in ebenjenen erhöht, kann es sein, dass Flüssigkeit aus den Adern in die Lunge gequetscht wird; es droht ein lebensgefährliches Höhenlungenödem.

Wenn sich Bergsteiger, die zum Beispiel in die Anden fliegen, vor dem weiteren Aufstieg erst einmal ein paar Tage vor Ort – oft schon auf über 3 000 Metern – akklimatisieren und dann pro Tag höchstens 300 Höhenmeter überwinden, sinkt das Risiko der Höhenkrankheit.

Menschen, die dauerhaft im Gebirge leben, also auf mindestens 2 500 Metern über dem Meeresspiegel, sind übrigens nicht automatisch angepasst an diese Belastung. Sie können vielmehr eine chronische Höhenkrankheit entwickeln: Ihr Blut transportiert zu wenig Sauerstoff und sie bilden deshalb immer mehr rote Blutzellen, die ja als Sauerstoff-Fähren dienen – bis es zu viele sind. Oft steigt der Blutdruck. Die Symptome ähneln jenen der akuten Höhenkrankheit.

Der Effekt der vermehrten Bildung von roten Blutkörperchen kann von Profisportlern auch zum Positiven genutzt werden. Die im Körper vorhandenen Sauerstoff-Fähren sind in tieferen Lagen voll beladen. Kommt der Sportler in die Berge, werden sie plötzlich nur noch zu 90 Prozent ausgelastet. Das merkt der Körper – und stellt einfach mehr Fähren, also rote Blutkörperchen her. So kann dann mit mehreren weniger beladenen Sauerstoff-Fähren dieselbe Gesamtmenge aufgenommen werden. Geht es dann zum Wettkampf in tiefere Lagen, Richtung Meeresspiegel, stehen mehr Sauerstoff-Fähren zur Verfügung, die nun wieder voll beladen werden. So schöpft der Sportler aus der dichteren Flachlandluft das Maximum an Sauerstoff für den entscheidenden Moment ab: Die im Wettkampf benötigten Muskeln werden besser versorgt. Leider kann ich hier auf keine großen Erfahrungen zurückgreifen. Beim Skiurlaub bin ich bisher weder höhenkrank geworden noch habe ich mich nach der Rückkehr in flachere Regionen besonders fit gefühlt und freiwillig Überstunden gemacht.

Eine Möglichkeit, diesen Effekt künstlich herbeizuführen, ist berüchtigt: Zwecks Doping wird synthetisches EPO (*Erythropoetin*) gespritzt – das ist der Botenstoff, welcher die Bildung der roten Blutkörperchen ankurbelt – damit dadurch mehr Sauerstoff-Fähren zur Verfügung stehen.

Wenn unsere Muskeln die Luft anhalten

Aber kommen wir aus den Bergen zurück auf den Boden und gehen hinein in die Zellen. Erhalten die Zellen genug Sauerstoff zum Atmen, bauen sie den im Organismus vorhandenen Traubenzucker über eine Vielzahl verschiedener Schritte zu Kohlendioxid und Wasser ab, wobei sie einiges an Energie abzweigen. Muskelzellen nutzen diese Energie, um sich zusammenzuziehen und zu strecken: Voilà, ein Fuß setzt sich vor den anderen! Steht kein Sauerstoff zur Verfügung, stockt der Zuckerabbau allerdings auf halbem Wege. Die Zellen wandeln ihn in Laktat um. Und dieser Stoffwechselweg bringt nur einen Bruchteil der Energie – nur etwa sechs bis sieben Prozent.

Laktat war lange als Verursacher von Muskelkater verschrien. Inzwischen haben Wissenschaftler diese Theorie verworfen. Nach einem Lauftraining, einer Bergwanderung oder einem Nachmittag Gartenarbeit schmerzen die Muskeln nicht wegen des Laktats, sondern wahrscheinlich, wie erwähnt, weil sie viele winzige Verletzungen davongetragen haben. Diese Zellschäden müssen repariert werden – und wenn sie ausgeheilt sind, ist auch der Kater fort.

Kardiologen empfehlen mit Blick auf das ihnen anvertraute Organ, im aeroben Bereich zu trainieren. Das bedeutet, dass der Sauerstoff, den der Sportler verbraucht, immer gleich durch neuen eingeatmeten Sauerstoff ersetzt wird. Müssen die Muskeln ohne Sauerstoffzufuhr Energie gewinnen, indem sie Zucker in Laktat umwandeln, ist das anaerobes Training. Anaerob bedeutet genau das: ohne Luft – also Sauerstoff. Insbesondere bei bereits Herzerkrankten können die hohen Pulsfrequenzen des anaeroben Bereichs mit einer verminderten Durchblutung des Herzens einhergehen – Stichwort herzeigene Durchblutung, die nur in der Füllungsphase geschieht.

Der aerobe Bereich unterscheidet sich je nach Alter, er hängt mit der Merkformel für die maximale Pulsfrequenz zusammen – also 220 minus Lebensalter. Für einen 30-Jährigen beträgt dieses Maximum zum Beispiel 190 pro Minute. Der aerobe Trainingsbereich liegt zwischen 50 und 75 Prozent dieses Maximums. In diesem Fall also zwischen 95 und 142 Schlägen pro Minute. Mit 40 Jahren sinkt der anaerobe Bereich schon auf 90 bis 135 Schläge pro Minute. Bei einem 60-Jährigen ist eine Pulsfrequenz zwischen 80 und 120 beim Sport empfehlenswert.

Diese Maximalwerte sind allerdings nur ein grober Richtwert. Während mancher Sportler sich noch über seiner errechneten maximalen Frequenz wohlfühlt, ermüdet der andere schon deutlich darunter. Ist das Herz durch regelmäßiges Training imstande, mehr Blut pro Schlag zu befördern, verschiebt sich auch die anaerobe

Schwelle: Das Herz bringt ja bei gleicher Schlagzahl mehr Sauerstoff zu den Muskeln als eine untrainierte Pumpe. Zusätzlich bilden Sportler mehr rote Blutkörperchen, ihr Blut hat mehr Transportgelegenheiten.

Kurzzeitig im anaeroben Bereich oder an dessen Grenze zu trainieren, kann sinnvoll sein. Wer seinen Körper aber zu oft oder zu lange über diese Schwelle treibt, fügt ihm Schaden zu. Das gestresste Herz verlernt, sich in Pausen zu entspannen, der Ruhepuls erhöht sich dauerhaft. Kopfschmerzen, Schlafstörungen und sogar Depressionen drohen. Freizeitsportler müssen sich aber in der Regel keine Sorgen wegen des Übertrainings machen. Durch ein paar Joggingrunden in der Woche gerät der Körper nicht ins Übertraining.

Leistungssportler müssen an einem weiteren Punkt aufpassen: Wenn sie ihre Karriere beenden, sollten sie nicht von hundert auf null gehen. Sportmediziner empfehlen ein etwa mindestens einjähriges *Abtrainieren*, bei dem das Pensum schrittweise zurückgefahren wird. Hören Leistungssportler abrupt mit dem Training auf, kann das Herz, das ein Gewohnheitstier ist, durch Rhythmusstörungen, Kreislaufprobleme samt Schwindel und Stiche im Brustkorb seinen Unmut kundtun. Schlafstörungen, innere Unruhe und Unzufriedenheit bis hin zur depressiven Verstimmung sind ebenso möglich.

Um das Herzkreislaufsystem optimal zu fordern, genügen pro Woche zweieinhalb bis fünf Stunden Training bei niedriger Intensität (50 bis 60 Prozent der maximalen Herzfrequenz) plus eine bis zweieinhalb Stunden bei höherer Intensität (60 bis 75 Prozent der maximalen Herzfrequenz). 30 bis 60 Minuten Sport pro Tag – mehr verlangt Ihr Herz gar nicht.

Geheimtipp für Sportmuffel

Zugegeben, sich zum Sport aufzuraffen, kann schwierig sein. Und das auch noch jeden Tag? Selbst wenn es nur 30 Minuten sind, oft ist die Zeit knapp. Reden wir also über ein Herztraining, das alle Kriterien für optimale Bewegung erfüllt (und noch mehr) und zusätzlich Spaß bringt: Sex. Beim Sex beschleunigt das Herz auf etwa 120 Schläge pro Minute. Wer oben liegt und wer unten, spielt dabei keine Rolle – was wir dank unerschrockener Probandenpaare wissen, die im Dienste der Wissenschaft beim Sex ihren Puls und zum Teil auch den Blutdruck messen ließen. Der Blutdruck steigt ebenfalls. Aber nicht so stark wie etwa beim Treppensteigen, auch das hat man verglichen. Während Glücksmomente beim Joggen nicht jedem vergönnt sind, lässt Sex das Herz auch vor Freude schneller schlagen. Ein bunter Cocktail von Botenstoffen weckt die Lust, steigert die Erregung, schenkt Befriedigung und verleiht anschließend Entspannung.

Vergleicht man Sex mit anderer Bewegung, ist er kein Hochleistungssport (auch hier wird es sicher Ausnahmen geben). Die Belastung fürs Herzkreislaufsystem siedelt sich etwa im Bereich von entspanntem Radfahren an. Für Menschen, die bereits Herzprobleme haben, birgt das eine gute Nachricht: Wenn sie bestimmte Belastungen ohne Symptome aushalten, können sie auch unbesorgt Sex haben. Wer beispielsweise zügigen Schrittes spazieren gehen, Rasen mähen oder Fenster putzen kann, ohne dass die Brust schmerzt oder Atemnot einsetzt, muss sich im Bett nicht zurückhalten. Ein wunderbares Beispiel hierfür liefert Jack Nicholson als Infarktpatient in dem Film »Was das Herz begehrt«. Er bittet seinen Arzt, ihm den Sex wieder zu erlauben, was dieser an das mühelose Erklimmen einer steilen langen Treppe ohne Verschnaufpause knüpft.

Die Gefahr, dass Menschen beim Sex ob der Anstrengung plötzlich mit einem Infarkt zusammenbrechen, ist verschwindend gering. Geschieht es doch, trifft es fast immer fremdgehende Männer, haben Forensiker herausgefunden. Die meisten Todesfälle beim oder direkt nach dem Sex ereigneten sich demnach im Hotel mit deutlich jüngeren Partnerinnen; Alkohol war auch häufiger im Spiel. Da kann sich der sonst positive Stress beim Sex vermutlich manchmal in negativen Leistungsdruck verwandeln, bei dem der warnende Brustschmerz ignoriert wird.

Kalte Gefahr

Nun müssen wir die Aussage, das Herz freue sich über jede Form von Bewegung, noch etwas einschränken. Es gibt nämlich eine Risikosportart, die dem Herzen gefährlich werden kann: Schneeschippen.

Klingt harmlos, ist es aber nicht, und zwar aus mehreren Gründen. Während ein Sportprogramm mit einer Aufwärmphase beginnt, geht es beim Schneeschaufeln gleich von null auf hundert. Man will schließlich fertig werden! Zweitens ist es, während sich der Schaufler mit der weißen Pracht abmüht, kalt – null Grad oder darunter, sonst läge ja kein Schnee. Bei Kälte ziehen sich die Blutgefäße zusammen. Das ist eine normale Reaktion des Körpers. Finger, Zehen und die Nasenspitze kühlen also aus, es soll nicht zu viel Wärme verloren gehen. Die verengten Gefäße bedeuten aber Mehrarbeit fürs Herz: Es muss kräftiger pumpen. Zusätzlich ist Schneeschippen anstrengend. Die ersten zwei, drei Kellen mögen noch mit Leichtigkeit geschaufelt sein, aber die nächsten 20 Meter Gehweg zehren an der Kondition – vor allem, wenn der Schnee nass und schwer ist. Wer unsportlich ist, nun aber nicht wie ein Sofahocker wirken will, überanstrengt sich schnell.

Der Körper braucht also viel Sauerstoff, das Herz kommt wegen der von der Kälte eng gestellten Gefäße kaum dazu, in den Entspannungsphasen selbst zu atmen. Ein gesundes Herz kann die Strapazen verkraften, ein bereits vorgeschädigtes nicht unbedingt. Sind bereits Herzkranzgefäße durch Arterienverkalkung stark verengt, mündet das Schuften in der Kälte schlimmstenfalls in einem Infarkt. Deshalb: Breiten sich beim Schneeschaufeln drückende oder brennende Schmerzen im Brustkorb aus – sofort aufhören! Und sich beim Arzt melden.

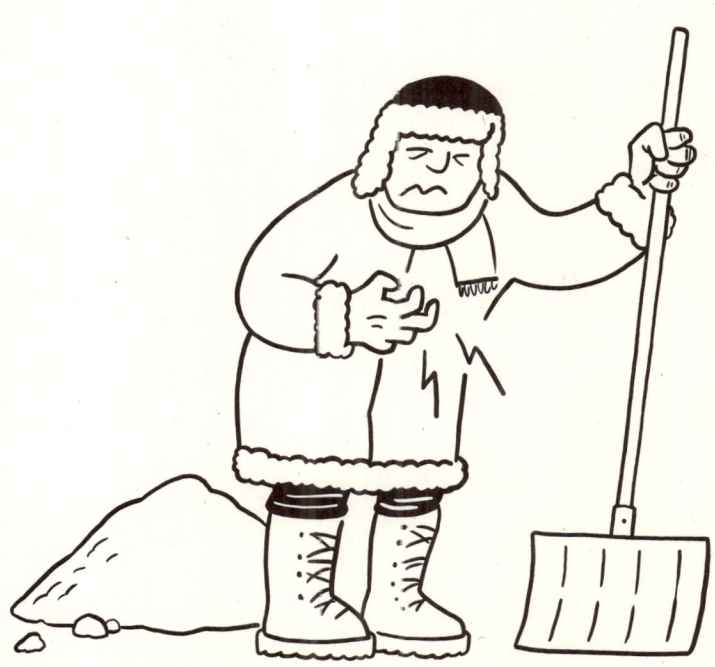

Kapitel 7

Hochdruck- gebiet

Fängt an wie ein Witz, ist aber eher ernst: Drei Männer sitzen beim Kartenspiel zusammen. Der erste hat gerade eine Zitterpartie gewonnen, sein Kopf ist hochrot. »Bluthochdruck?«, fragt der zweite. »Ja, weißt du doch. Seit Jahren. Habe ihn aber gut im Griff, seit ich die Medikamente nehme.« »Ach«, seufzt der zweite, »mein Arzt verschreibt mir die auch. Aber ich nehme sie nie.« Jetzt mischt sich der dritte ein: »Wenn ich zum Arzt gehe, bekomme ich garantiert auch welche verordnet. Ich hoffe, ich schaffe es noch lange, einen Bogen um jede Praxis zu machen.«

Bluthochdruck ist eine Volkskrankheit. 30 bis 45 Prozent der Menschen in Europa sind betroffen; ältere deutlich häufiger als jüngere. Frauen erwischt der Hochdruck meist erst nach den Wechseljahren, Männer bereits früher. Die Weltgesundheitsorganisation WHO nennt Bluthochdruck den wichtigsten behandelbaren Auslöser von Herzkrankheiten und Schlaganfällen weltweit (und somit das größte Gesundheitsrisiko überhaupt).

Akute Beschwerden, welche direkt durch den hohen Druck entstehen, treten oft erst bei sehr stark erhöhten Werten ein. Dann leiden Betroffene unter Kopfschmerzen, Augenflimmern, Ohrgeräuschen (Rauschen im Ohr, der eigene Herzschlag/Puls ist zu hören), Hitzewallungen, Unruhe, Nervosität, Schlafstörungen und somit auch Müdigkeit, Druckgefühl in der Brust oder Halsregion, Übelkeit oder Nasenbluten. Bei länger bestehendem Bluthochdruck, der das Herz bereits geschädigt hat, kann Atemnot dazukommen. Keine echte Beeinträchtigung, aber auffällig: Das Gesicht wird rot.

Stiller Saboteur

Meistens verursacht Bluthochdruck über lange Zeit keine spürbaren Beschwerden. Er ist der Saboteur, der unerkannt darauf hinarbeitet, dass irgendwann etwas in die Luft fliegt. Die fortwährende Druckbelastung in den Gefäßen führt zu Verletzungen ihrer Innenwände und bahnt damit der Arterienverkalkung den Weg. Außerdem verdickt sich die Herzwand, weil der Herzmuskel wegen des Drucks ständig Mehrarbeit leisten muss und infolge des »Trainingseffekts« wächst. Die Kammern vergrößern sich dadurch aber nicht; zudem verliert das Herz einen Teil seiner Beweglichkeit, sodass es sich weniger und schlechter füllt. Eine Herzschwäche kann die Folge sein. Die Gefäße im Auge verändern sich durch den Druck und liefern nicht mehr ausreichend Sauerstoff. Die Netzhaut wird geschädigt, die Sehnerven drohen abzusterben, was das Sehvermögen verschlechtert oder ganz schwinden lässt. Bei neu auftretenden Sehstörungen ist es deshalb immer sinnvoll, den Blutdruck zu prüfen.

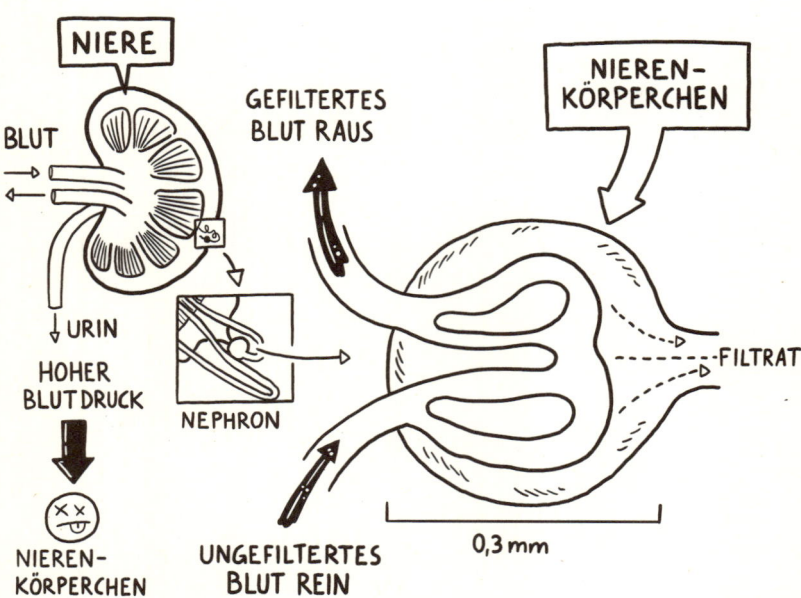

Die Nieren sind die Organe, die am stärksten von Blut durchströmt werden, damit sie die Abfallstoffe herausfiltern und entfernen. Jede Niere besteht aus ein bis zwei Millionen sogenannter *Nephrone*. Sie setzen sich aus einer kugelrunden Struktur, dem mit verknäuelten Kapillaren gefüllten *Nierenkörperchen*, und einem anschließenden Rohr- und Filtersystem zusammen. Würde man alle Kapillaren der Nierenkörperchen einer einzelnen Niere zu einem Schlauch zusammensetzen, wäre er 25 Kilometer lang. Diese Filter in den Nieren sind sehr feine Strukturen; zu starker Druck schädigt sie deshalb schnell. Gehen zu viele von ihnen zugrunde, überleben Betroffene nur mithilfe einer regelmäßigen Dialyse. Dabei übernehmen Maschinen mehrmals wöchentlich über Stunden die Arbeit der Nieren. Die Dialyse ist eine extrem kräftezehrende Prozedur.

Wenn der Bluthochdruck schon messbar ist, die Folgen aber noch nicht spürbar, ist es für uns Ärzte oft eine schwierige Aufgabe, die Bedrohungen der Zukunft zu verdeutlichen. Sehr oft muss ich leider eher Gespräche über die Nebenwirkungen der blutdrucksenkenden Medikamente führen als über die drohenden und viel gravierenderen Komplikationen durch den Bluthochdruck. Hier funktioniert die menschliche Verdrängung leider ganz wunderbar ...

Steckbrief: Das Herz unter Druck

Sein Alltag

In einem gesunden Herzkreislaufsystem geht es zu wie auf einer Ringbahnlinie im Nahverkehr an einem normalen Arbeitstag: Immer im Kreis herum fährt die Bahn, Passagiere steigen ein, nehmen Platz, steigen aus, wenn sie an ihrem Ziel sind. Jede Haltestelle wird pünktlich erreicht, alles läuft reibungslos. Das Herz unter Druck ist dieselbe Bahn – aber an einem Samstag im Advent, an dem die Hälfte der Lokführer streikt und Tausende angetrunkener Fußballfans unterwegs sind. Überall herrscht heilloses Gedränge, Menschen rempeln sich an, Fenster und Sitze werden mit Graffiti beschmiert. Ständig droht ein Stopp auf freier Strecke, weil der nächste Bahnhof von der voranfahrenden Bahn versperrt wird oder jemand die Notbremse gezogen hat. Das Herz und die Gefäße leiden unter permanenter Überlastung und haben Stress ohne Ende. Und niemand verständigt die Zentrale.

Sein Herzenswunsch

Wer gesund ist, hat viele Wünsche, wer krank ist, nur einen einzigen, sagt man. Das versteht das Herz unter Druck, es fühlt genauso. Es will nur eines: endlich Druck ablassen!

Pflegehinweise

Einsicht ist der erste Schritt zur Besserung. Wird dem Herzen geglaubt, dass es leidet, obwohl es das noch nicht durch Schmerzen oder andere Beschwerden kundtut, ist schon einiges gewonnen. Bewegung, bewusste Ernährung, Abnehmen, Entspannen – das alles trägt dazu bei, den Druck zu senken. Falls das nicht reicht, bleiben nur noch Medikamente.

Zeitbombe im Gehirn

Steigt der Blutdruck in extreme Höhen, können Adern platzen. Die Auswirkungen hängen davon ab, an welcher Stelle des Körpers ein Gefäß reißt. Besonders anfällig sind die Arterien in der Netzhaut. Werden sie zerstört, kann das Auge erblinden. Auch die Gefäße der Nieren trifft es häufiger, was wiederum eine Nierenschwäche nach sich ziehen kann. Besonders gefährlich ist es, wenn Hirnarterien reißen. Blutungen im Gehirn enden oft tödlich. Doch hoher Blutdruck allein lässt die Gefäße im Hirn meist nicht reißen, sondern es muss schon ein sogenanntes *Aneurysma* vorliegen – eine Stelle, an der die Arterie stark geweitet und ihre Wand dadurch geschwächt ist. Aneurysmen im Gehirn können auch beim Sex platzen, wenn der Blutdruck durch Erregung und Bewegung in die Höhe schnellt. Für das Opfer gilt sicherlich: Es gibt schlimmere Todesumstände, aber für die Hinterbliebenen ist es natürlich schrecklich.

Diese Aussackungen können grundsätzlich überall im Körper auftreten. Ein ebenfalls sehr hohes Risiko stellen Aneurysmen in der Aorta dar, der Hauptschlagader. Reißt sie, endet das fast immer tödlich. Je weiter sich ein Aneurysma ausgedehnt hat, desto gefährlicher wird es. Entdecken Ärzte eine solche Aussackung, hängt es von deren Größe ab, ob sie es direkt behandeln oder abwarten und beobachten.

Ob jemand zu Aneurysmen neigt, ist zum Teil ist Veranlagung, doch der Lebensstil spielt ebenso eine Rolle – neben dem Rauchen gilt der Bluthochdruck als entscheidender Risikofaktor.

Bevor ein Aneurysma reißt, verursacht es keine Beschwerden und bleibt so meist unentdeckt. Ärzte sprechen sich dennoch dagegen aus, bei jedem Menschen die Hirngefäße und die Aorta zu durchleuchten, um nach diesen Schwachstellen zu fahnden. Dafür sind diese Aneurysmen – zum Glück! – zu selten. Sinnvoll ist diese Früherkennung aber bei Menschen, die zwei Verwandte ersten Grades (Eltern, Geschwister oder Kinder) mit einem Hirnaneurysma haben. Auch bei bestimmten Erbkrankheiten, die das Bindegewebe schwächen, ist eine Abklärung empfohlen.

Aber zurück zum Blutdruck. Ab wann ist er überhaupt zu hoch? Gemessen werden immer zwei Werte. Wie zuvor schon beschrieben, gibt der höhere (systolische) den Druck in den Arterien an, während das Herz sich zusammenzieht und Blut in den Körper pumpt. Der niedrigere (diastolische) Wert beschreibt den Druck, der herrscht, wenn sich die Herzkammern weiten und Blut aufnehmen. In dieser Phase sorgt die bereits beschriebene »Dudelsack-Funktion« der Aorta dafür, dass der Blutdruck nicht gänzlich zusammenbricht: Sie zieht sich während der Diastole des Herzens zusammen, aber nicht annährend so stark wie die Herzkammern. Es ist mehr ein passiver Effekt, wie bei einem unverschlossenen Luftballon, aus dem die Luft durch das Zusammenziehen entweicht. Das erklärt, dass der Druckwert in dieser Phase niedriger ist. Als optimal gelten Werte unter 120 (systolisch) zu 80 (diastolisch) mmHg (das bedeutet Milimeter-Quecksilbersäule). Ab Werten von 140 zu 90 mmHg spricht man von Bluthochdruck, der je nach Höhe in verschiedene Schweregrade (1 bis 3) eingeteilt wird. Manchmal ist nur einer der beiden Werte über der Grenze, aber auch das gilt dann als Bluthochdruck.

Kategorie	Systolisch	Diastolisch
Optimal	< 120 und	< 80
Normal	120–129 und/oder	80–84
Hochnormal	130–139 und/oder	85–89
Bluthochdruck Grad 1	140–159 und/oder	90–99
Bluthochdruck Grad 2	160–179 und/oder	100–109
Bluthochdruck Grad 3	≥ 180 und/oder	≥ 110

Definition und Klassifikation des Blut-(hoch-)drucks (in mmHg)

Es kommt immer wieder vor, dass jemand behauptet, die heutige Definition von optimalem und hohem Blutdruck nutze nur der Pharmaindustrie und erkläre Gesunde zu Kranken, weil das Geld in die Konzernkassen spüle. Sicher haben Pharmakonzerne vor allem Interesse daran, hohe Umsätze zu erzielen. Aber der Strategiewechsel beim sogenannten »hochnormalen Blutdruck« zeigt, dass die Ärzteschaft sich zum Glück am Wohl der Patienten orientiert: Eine Zeit lang haben Ärzte nämlich bereits den Bereich zwischen 130 und 139 sowie zwischen 85 und 89 mmHg für behandlungsbedürftig erklärt. Das hat sich nicht bewährt. Studien zeigten, dass der Schaden durch Nebenwirkungen und eingebüßte Lebensqualität den Nutzen der Therapie überstieg. Deshalb wird ein Blutdruck in dieser Höhe heute nicht mehr behandelt.

Dass sich Behandlungsstandards ändern, mag einem seltsam vorkommen – es bedeutet aber nur, dass die Medizin voranschreitet und sich selbst korrigiert.

Quizfrage:

Manche Menschen haben einen Blutdruck, der deutlich unter dem als optimal bezeichneten Wert von 120 zu 80 liegt. Was würden Sie ihnen raten?

a) Sofort zum Arzt oder noch besser in die Notaufnahme. Niedriger Blutdruck ist extrem gefährlich.

b) Keine Panik! Solange der niedrige Blutdruck keine Beschwerden verursacht, muss er nicht behandelt werden.

(Antwort auf der nächsten Seite)

Extrem hohe Blutdruckwerte bezeichnen Ärzte als *hypertensive Krise*. Eine klare Grenzlinie, wann sie einsetzt, ist nicht definiert. Sie ist dann ein medizinischer Notfall, wenn das Gehirn, die Gefäße, das Herz oder die Nieren akut Schaden nehmen. Bei Werten über 180 zu 120 werden Ärzte nervös, und das vollkommen zu Recht. Dennoch existieren auch hier erstaunliche Ausnahmen. So wohnte etwa in einer norddeutschen Kleinstadt eine Patientin, die jeder angehende Arzt, also auch ich, besuchte, der ein Praktikum bei ihrem Hausarzt machte. Die alte Dame war nicht mehr so gut auf den Beinen und saß deshalb im Rollstuhl. Sie lebte jedoch in ihrer eigenen Wohnung, versorgte sich bestens selbst und fühlte sich mit ihren fast 90 Jahren sehr wohl. Ihr systolischer Blutdruck lag bei

Antwort b) ist richtig. Solange keine Beschwerden auftreten, ist niedriger Blutdruck die beste Lebensversicherung. Hat jemand Werte von 80 zu 60 und fühlt sich damit gut, wird kein Arzt versuchen, den Blutdruck zu erhöhen. Allerdings können niedrige Drücke ständige Müdigkeit und Schwindel verursachen. Bekommt das Hirn zu wenig Blut, fallen Betroffene sogar in Ohnmacht. Bevor das passiert, sollte man gegensteuern. Bewegung und heiß-kalte Wechselduschen oder auch ein Kaffee reichen meist aus, um den Blutdruck anzukurbeln. Nur in seltenen Fällen sind Medikamente nötig. Achtung: Der verbreitete Volksglaube, ein Cognac oder ein Piccolo könne helfen, ist gleich doppelt falsch. Kurzfristig kann Alkohol die Gefäße sogar weiten, also zu einem noch stärkeren Blutdruckverlust beitragen. Und auf lange Sicht und bei zu hohem Konsum schädigt er, indem er den Blutdruck chronisch erhöht.

keiner einzigen Messung jemals unter 250 mmHg. Ein Wert, bei dem man normalerweise schon das Telefon in der Hand hat, um den Rettungsdienst zu rufen! Das war auch mehr als einmal passiert. In Kliniken hatte man die Frau mit allen zur Verfügung stehenden Mitteln durchleuchtet. Eine Auflösung wie am Ende einer Folge »Dr. House« muss ich Ihnen schuldig bleiben: Die Ärzte konnten alle bekannten Ursachen für einen derart hohen Blutdruck ausschließen (Nein, es war nicht Lupus ...). Es blieb ein Rätsel. Und keiner der Blutdrucksenker, die der Frau – in allen möglichen Kombinationen – verordnet wurden, schlug an. Ihr Blutdruck blieb einfach so, wie er war. Schließlich fuhr man die Medikamentengabe zurück. Leider kann bis heute niemand beantworten, was den Blutdruck der Frau derart in die Höhe trieb und warum das ihren Organen und Gefäßen kaum zu schaden schien. Vielleicht bringt ein außergewöhnlicher Fall wie dieser Forscher irgendwann auf die richtige Spur, neue Therapien gegen Bluthochdruck zu entwickeln.

Hausbesuche wie bei der alten Dame sind selten geworden. Gemessen wird der Blutdruck deshalb meistens in der Arztpraxis. Damit die Werte nicht verfälscht werden, gibt es einige Grundregeln. Patienten sollten drei bis fünf Minuten vor der Messung ruhig sitzen – damit der, der gerade vorbildlich mit den Rad zum Doktor geradelt ist, nicht fälschlicherweise als Hochdruckpatient eingestuft wird, weil sein Herzkreislaufsystem noch nicht ganz zur Ruhe gekommen ist. Es gibt Manschetten für dünne und für dicke Arme. Wird eine zu enge Manschette auf einen für sie zu umfangreichen Arm gequetscht, liefert sie falsche Werte. Aus Zeitgründen begnügt man sich meist mit einer Messung, was eine Fehlerquelle bedeuten kann. Es sollte immer zweimal mit einem Mindestabstand von einer Minute gemessen werden. Ehrlicherweise erlebe ich das in meinem Alltag aber äußerst selten. Hier wirkt sich der permanente Zeitdruck im Medizinbetrieb manchmal wirklich ungünstig aus.

Wird bei einem Patienten zum ersten Mal Bluthochdruck festgestellt, sollte auf jeden Fall mehrfach gemessen werden. Außerdem ist es wichtig, an beiden Armen zu messen. Die Werte unterscheiden sich bei einigen Menschen deutlich, weil zum Beispiel an einem Arm die Gefäße stärker verengt sind. Es gilt dann immer der höhere Wert. Der Messpunkt muss in Herzhöhe liegen. Ist er weiter unten, steigt der gemessene Blutdruckwert. Wird der Messpunkt zu weit oben angesetzt, sinkt der Wert.

Bei der klassischen Blutdruckmessung horcht der Arzt per Stethoskop das Pulsgeräusch am Arm des Patienten ab, dem er die abklemmende Manschette um den Oberarm gelegt hat. Nach und nach pumpt sich die Manschette auf und drückt den Arm weiter zusammen. Übersteigt der Druck von außen den höchsten Blutdruck des Patienten, also den systolischen Blutdruckwert, wird es still im Stethoskop: Der Arm ist abgebunden, es fließt kein Blut mehr. Nun lässt der Arzt über ein Rädchen nach und nach Luft aus

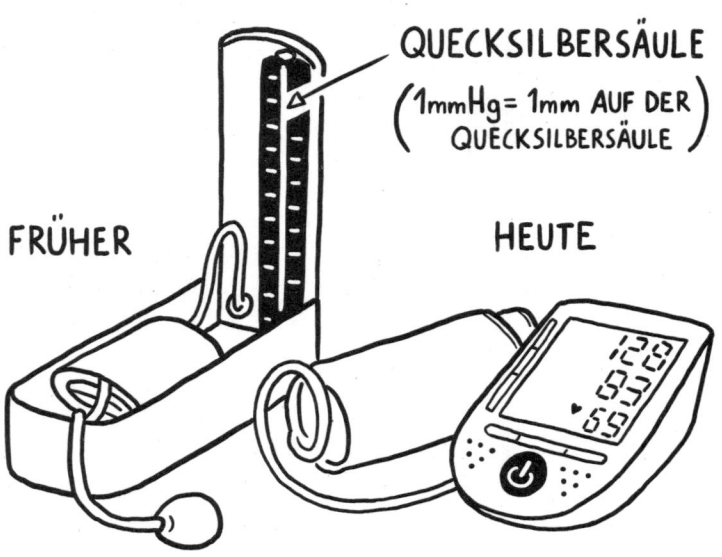

QUECKSILBERSÄULE
$\left(\begin{array}{l}1\text{mmHg} = 1\text{mm AUF DER}\\ \text{QUECKSILBERSÄULE}\end{array}\right)$

FRÜHER   HEUTE

der Manschette, senkt also den Druck. Dabei klingt es durchs Stethoskop, als würde jemand im Zimmer nebenan über das Parkett laufen: erst werden die Schritte lauter, dann wieder leiser. Beim ersten hörbaren Schritt wird der Druck zu diesem Zeitpunkt abgelesen – das ist der systolische Blutdruck, also der erstgenannte Wert. Die Töne werden lauter, dann wieder leiser, der Druck auf der Anzeige beim letzten hörbaren Schritt entspricht dem diastolischen Blutdruck, also dem zweitgenannten Wert.

Aber wieso hört der Arzt kein Geräusch mehr, obwohl doch Blut durch die Arme fließt? Die Erklärung ist einfach: Sobald der Druck der Manschette unter den niedrigsten des Patienten sinkt, strömt das Blut wieder völlig ungehindert durch die Arterien des Arms. Lautere Geräusche aber verursacht das Blut nur, wenn es durch Hindernisse, also bei der Messung durch den Manschettendruck von außen, verwirbelt wird. Es wird auch von einer »turbulenten Strömung« gesprochen, welche die Geräusche erzeugt.

Der italienische Arzt Scipione Riva-Rocci entwickelte diese Methode Ende des 19. Jahrhunderts. Ihm zu Ehren kürzen noch heute Ärzte den Blutdruck als »RR« ab. Und weil Riva-Rocci und seine Zeitgenossen den Druck mithilfe einer Quecksilbersäule ermittelten, wird der Blutdruck in der Einheit »mmHG« angegeben, was, wie bereits erwähnt, Millimeter-Quecksilbersäule bedeutet.

Verursacht das Aufpumpen der Manschette ernsthafte Schmerzen, ist das ein deutliches Zeichen für Bluthochdruck – je stärker der Druck in den Arterien, desto stärker muss ja auch der Druck von außen sein. Dies ist eine der wenigen Situationen, in denen Bluthochdruck spürbare Schmerzen verursacht, während er sonst, wie gesagt, eine zumeist stille Sabotage im Inneren des Körpers verübt.

Vom Weißkittel-Effekt zum maskierten Hochdruck

Unser Blutdruck schwankt ständig. Entspannen wir uns, fällt er. Wenn wir uns bewegen, steigt er. Auch Aufregung erhöht den Blutdruck, was bei der Messung durchaus eine Rolle spielt: In einer Arztpraxis zu sitzen, sich eine Manschette um den Arm schnallen zu lassen und dabei vielleicht zu befürchten, dass nun zu hohe Werte angezeigt werden – diese Situation kann den Blutdruck durch Stress und Nervosität nach oben treiben. Dieses Phänomen ist als Weißkittel-Effekt bekannt. Es sorgt bei manchen Menschen dafür, dass sie durch die Messung in der Praxis als Patient mit leichtem Bluthochdruck gelten, obwohl sie sonst normale Werte haben. Ausräumen lässt sich der Effekt durch mehrere Messungen zu Hause, die der Patient selbst mit einem automatischen Gerät vornimmt. Denkbar ist auch eine 24 Stunden dauernde Messung mittels einer Oberarmmanschette, die alle 15 Minuten misst und die Werte abspeichert. Wie ich finde, ist diese Langzeitmessung sowieso eine der besten Methoden, um Unklarheiten zu beseitigen. Allerdings ist es natürlich gewöhnungsbedürftig, wenn sich die Manschette alle Viertelstunde und auch nachts wie von Geisterhand aufpumpt ...

Wichtig ist: Nicht bei jedem tritt der Weißkittel-Effekt auf. Leicht erhöhte Werte in der Arztpraxis sollte man also nicht einfach mit Hinweis auf dieses Phänomen ignorieren. Entdeckt der Arzt schon Anzeichen von Organschäden, die auf Bluthochdruck beruhen, war es sicher nicht bloß der Weißkittel-Effekt, der die Werte kurzfristig nach oben frisiert hat. Zudem deuten einige Studien darauf hin, dass Patienten, deren Blutdruck zu Hause zwar normal, in der Praxis aber zu hoch ist, ein erhöhtes Risiko für Herzkreislauferkrankungen haben. Manche Ärzte nehmen an, dass es eine Art Vorstufe zum dauerhaften Bluthochdruck darstellt, wenn dieser schon durch ein bisschen Aufregung in ungesunde Höhen schießt.

Der Weißkittel-Effekt ist nicht der einzige Faktor, der in der Praxis gemessene Blutdruckwerte verfälschen kann. Sein Gegenpart ist die sogenannte *maskierte Hypertonie*: Patienten haben in der Praxis nur einen Wert im oberen normalen Bereich, im Alltag aber Bluthochdruck. Das kommt häufiger vor, als man denkt! Zusammengenommen sind Weißkittel-Effekt und maskierter Blutdruck gute Argumente dafür, bei Werten im Grenzbereich die beim Arzt gewonnenen Daten durch Messungen zu Hause zu ergänzen.

Blutdruck zu Hause messen

Wer seinen Blutdruck auf ärztlichen Rat hin über längere Zeit selbst überwachen soll, benötigt ein Messgerät. Empfehlenswert sind jene, die mit einer Manschette am Oberarm messen – die befindet sich dann quasi automatisch auf Herzhöhe oder nicht allzu weit darüber oder drunter. Wer mit einem Gerät am Handgelenk misst, muss dagegen darauf achten, dieses währenddessen nicht in falscher Höhe zu lagern. Alle in Deutschland gehandelten Blutdruckmessgeräte haben eine Zulassung und wurden überprüft, das ist gesetzlich vorgeschrieben. Allerdings müssen diese Prüfungen nur an 32 Probanden vollzogen werden, eine recht geringe Zahl. Die deutsche Hochdruckliga, die sich für die Bekämpfung von Bluthochdruck engagiert, hat ein eigenes, strengeres Verfahren mit 96 Probanden entwickelt, bei dem zwei Experten unabhängig voneinander die gemessenen Werte prüfen. Ist ein Gerät zuverlässig, erhält es ein zusätzliches Prüfsiegel. Auf der Website der Hochdruckliga findet sich eine Liste dieser Geräte.

In Arztpraxen und Kliniken eingesetzte Blutdruckmessgeräte werden regelmäßig technisch überprüft; für privat genutzte Geräte ist dies nicht vorgeschrieben. Es ist aber durchaus sinnvoll, auch hier etwa alle zwei Jahre testen zu lassen, ob das Gerät weiterhin mit ausreichender Präzision misst.

Noch eine Anmerkung: Öfter als zwei oder drei Mal täglich sollten Sie Ihren Blutdruck nicht messen. Kein Arzt hat die Zeit, sich durch die akribische Dokumentation von stündlich gemessenen Blutdruckwerten der letzten Wochen zu wühlen und diese zu verwerten und zu interpretieren.

Und wieso jetzt ich?

Wie der Lebensstil den Blutdruck erhöhen kann, haben wir bereits in den vorangegangen Kapiteln besprochen: Übergewicht, das metabolische Syndrom, zu wenig Bewegung, Rauchen und Stress tragen alle ihren Teil dazu bei. Bei manchen Menschen, aber nicht bei allen, hat auch Salz einen Effekt.

Neben den Gewohnheiten trägt auch das Erbgut dazu bei, ob sich eine Hypertonie entwickelt. Wenn schon Eltern und Großeltern mit Bluthochdruck zu kämpfen hatten, hat man wahrscheinlich genetisch betrachtet nicht die besten Karten ausgeteilt bekommen. In den meisten Fällen bleibt unklar, was genau den Hochdruck ausgelöst hat. Das Rauchen? Das Gewicht? Die Gene? Eine Mischung aus allem? Etwas, das die Medizin bisher übersehen hat?

Manchmal ist es aber auch eine andere Krankheit, die den Blutdruck nach oben treibt. Dann spricht man von *sekundärer Hypertonie*: Zuerst war die andere Krankheit da, dann erst der Hochdruck.

Da zwischen Herz und Nieren, auf die man ja sprichwörtlich geprüft wird, ein inniges Verhältnis herrscht, teilen sie auch ihren Kummer: Nierenerkrankungen sind der häufigste Auslöser der sekundären Hypertonie. Auch die *Schlafapnoe* (bei der die Atemwege so verengt sind, dass die Atmung des Betroffenen aussetzt) verursacht nicht bloß gefährliche Atemaussetzer im Schlaf, sondern kann ebenso den Blutdruck erhöhen. In sehr, sehr seltenen Fällen sind auch Tumoren, welche Hormone wie beispielsweise das bereits beschriebene Adrenalin produzieren, die Ursache für Bluthochdruck.

Zusätzlich treiben einige Medikamente den Blutdruck in unangenehme Höhen; dieses Risiko besteht etwa bei bestimmten Asthma- und Rheumamitteln. Und auch Frauen können während einer Schwangerschaft vorübergehend Bluthochdruck entwickeln.

Nach der Bluthochdruckdiagnose

Eine Krankheit, die nicht schmerzt und für viele Jahre oder gar Jahrzehnte keine Probleme bereitet: Wenn es um medizinische Diagnosen geht, zählt Bluthochdruck auf den ersten Blick zu den harmloseren. Auf den zweiten allerdings nicht mehr. Denn ohne Gegenmaßnahmen ist die Gefahr groß, dass Bluthochdruck das

Leben deutlich verkürzt. Und diese Gegenmaßnahmen, die von nun an jeden Tag eingehalten werden wollen, verderben vielen Patienten den Spaß. Grundsätzlich können wir den Blutdruck von zwei Seiten angreifen: durch den Lebensstil und durch Medikamente. Deshalb beraten Ärzte Bluthochdruckpatienten darüber, was ihrem Herzkreislaufsystem guttut. Und das ist: mindestens 30 Minuten täglich moderate Bewegung an mindestens fünf Tagen die Woche. Außerdem Abnehmen bis auf einen Body-Mass-Index von höchstens 25. (Ihren Body-Mass-Index errechnen Sie wie folgt: Sie teilen Ihr Gewicht in Kilo zweimal nacheinander durch Ihre Größe in Metern. Eine Frau, die 63 Kilo wiegt und 1,65 groß ist, hat zum Beispiel einen BMI von 23.1. [63 geteilt durch 1,65 geteilt durch 1,65]. Der Umfang der Taille sollte zusätzlich bei Männern nicht über 102 Zentimetern und bei Frauen nicht über 88 Zentimetern liegen.)

Auf den Speiseplan gehört spätestens jetzt mehr Obst und Gemüse. Kardiologen empfehlen zudem, Milchprodukte mit niedrigem Fettgehalt zu bevorzugen. Pro Tag sollten nicht mehr als fünf bis sechs Gramm Kochsalz konsumiert werden. Aus vielerlei Gründen wird außerdem geraten, dass Frauen pro Tag nicht mehr als 12 Gramm Alkohol zu sich nehmen sollten und Männer nicht mehr als 24 Gramm. Das entspricht für Männer etwa einem halben Liter Bier oder einem Glas Wein (0,2 Liter). Frauen vertragen entsprechend die Hälfte. Bluthochdruck ist ein weiterer, wichtiger Grund, es bei diesen Höchstmengen zu belassen. Und selbstverständlich wird Rauchern (vermutlich nicht zum ersten Mal) empfohlen, sich von den Zigaretten zu trennen. Darüber hinaus raten Psychokardiologen, ein Entspannungsverfahren zu erlernen, das Stressverhalten zu analysieren und Stress abzubauen. Dazu gehört ihren Angaben zufolge zum Beispiel auch, in einer befriedigenden Partnerschaft mit nicht von Leistungsdruck geprägter Sexualität zu leben: Das senkt den Blutdruck.

Also statt abends entspannt vorm Fernseher Chips zu knabbern und Wein zu trinken, bitte nach der Arbeit noch mal raus in den Park zum Joggen? Und danach gibt es Möhren mit einem bloß nicht zu salzigen Magerquarkdip? Zugegeben, Spaß klingt anders. Aber wie wäre es hiermit: Endlich den Tanzkurs beginnen, den man seit Jahren vor sich hergeschoben hat. Und eine große Portion frischer Erdbeeren mit einer Weißweinschorle im Anschluss. Schon besser? Sowieso jeden Tag dreimal mit dem Hund Gassi gehen, zusammen mit Freunden an geselligen Kochabenden Rezepte jenseits von schwerer Hausmannskost entdecken und danach eine Runde nicht von Leistungsdruck geprägten Sex. Langsam kommt doch Freude auf, oder?

Letztendlich muss jeder für sich selbst herausfinden, welche dieser Empfehlungen sich gut in den Alltag einbinden lassen und welche Dauerfrust hervorrufen. Ich als Arzt schlage diese Maßnahmen jedenfalls nicht vor, weil ich meinen Patienten das Leben vermiesen will – sondern um ihnen aufzuzeigen, wie sich ihre Gesundheit erhalten und verbessern lässt. Dabei folge ich der aktuellen Erkenntnislage: Alle genannten Maßnahmen zur Änderung des Lebensstils genießen in Fachkreisen den höchstmöglichen Empfehlungsgrad. Viele Studien haben gezeigt, dass diese Verhaltensweisen den Blutdruck mindestens genauso stark senken können wie Medikamente. Gelingt es, mit solchen Veränderungen den Blutdruck in gesündere Bereiche zu bewegen, sind Medikamente komplett unnötig. Die wichtigsten Ausnahmen: Sind schon Organe geschädigt oder leidet der Patient zusätzlich an Diabetes, können blutdrucksenkende Mittel trotz Normalisierung der gemessenen Werte weiterhin sinnvoll beziehungsweise notwendig sein.

Das Blutdruck-Ziel, das sich Patient und Arzt bei der Behandlung setzen, ist nicht für jeden gleich. Es hängt unter anderem vom Alter und vom Vorliegen anderer Erkrankungen oder Risikofaktoren ab. Dass Mediziner hier von Fall zu Fall abwägen, ist sinnvoll:

Schließlich behandelt man keinen Blutdruckwert, sondern immer einen Menschen! An dieser Stelle kann ich deshalb nur ein grobes Raster präsentieren, das nicht in allen Einzelfällen greift – aber für die ist ohnehin ein Arztbesuch angeraten. Wichtig: Diese Lektüre ersetzt kein Gespräch mit Ihrem Arzt!

Bei vielen Betroffenen versucht man, Werte unter 140 zu 90 mmHg zu erreichen. Bei über 80-Jährigen kann auch bei systolischen Werten zwischen 140 und 150 mmHg mal ein Auge zugedrückt werden (allerdings heißt das nicht, dass ab diesem Alter eine geringere Anfälligkeit durch höhere Blutdruckwerte besteht!). Und: Frauen mit nur leicht erhöhtem Blutdruck, die sonst keine weiteren Risikofaktoren aufweisen, müssen sich erst einmal keine Sorgen machen. Da ein Mann zu sein in Herzensangelegenheiten bereits ein Risikofaktor für sich ist, gilt dies aber wirklich nur für (einen kleinen Kreis von) Damen. Jedoch sollte auch diesen die Lebensstiländerung zumindest nahegelegt werden.

Die Risikofaktoren dafür, ob ein Bluthochdruckpatient weitere Herzkreislauferkrankungen entwickelt, sind alte Bekannte. Und zwar: Übergewicht, Rauchen, Diabetes Typ 2, erhöhte Blutfettwerte sowie familiäre Veranlagung. Ärzte nutzen inzwischen Computerprogramme, die anhand dieser Faktoren berechnen, wie hoch das Risiko eines Infarkts oder Schlaganfalls für einen Patienten in den kommenden Jahren ist.

Überzeugen Sie sich – nicht Ihren Arzt!

Übrigens: Ihrem Arzt müssen Sie nichts vormachen. Sie sind in den vergangenen Jahren nur mit Sport in Berührung gekommen, wenn gerade Fußball im Fernsehen lief? Fleisch ist Ihr Gemüse? Dann ist es unnötig, sich beim Arzt als Gesundheitsapostel darzustellen, dem das Schicksal mit dem Bluthochdruck einen bösen Streich gespielt hat. Ihr Lebensstil dient nicht dazu, Mediziner zu beeindrucken. Ihr Arzt wird Sie ohnehin behandeln. Letztlich schadet man sich eher selbst, wenn man dem Arzt Informationen vorenthält oder sie sogar beschönigt (beliebtes Beispiel: selbstgemessene Blutdruckwerte). Und nur nochmal zur Erinnerung: Wir unterliegen der Schweigepflicht! Wenn Sie uns sagen:»Das bleibt bitte unter uns!«, dann wird das so sein. Sonst riskieren Ärzte ihre Arbeitserlaubnis, die sogenannte Approbation.

Nur in seltenen Fällen gelingt es Patienten, ihre Ärzte durch ihre Lebensweise in Erstaunen zu versetzen. So wie ein 70 Jahre alter Mann, der an Altersdiabetes (Typ-2-Diabetes) erkrankt war. Im Krankenhaus brütete ich über seinem Medikamentenplan und wollte ihm Mittel gegen erhöhten Blutzucker geben, die er früher laut einem älteren Arztbrief bei bekannter Diabeteserkrankung genommen hatte. Der Mann meinte jedoch, seine Zuckerwerte seien auch ohne die Medikamente wieder normal geworden. Er habe die Zuckerkrankheit durch Sport und gesunde Ernährung überwunden. Vertrauen ist gut, Kontrolle ist besser: Ich ließ im Labor seinen sogenannten HbA1c-Wert überprüfen. Wir stoßen hier auf einen alten Bekannten: HbA1c ist nämlich Hämoglobin. Aber nicht das normale Hämoglobin, sondern der Anteil der Sauerstoff-Reiseplätze, der sich chemisch mit Zucker verbunden hat. Je höher die Blutzuckerwerte in den vergangenen zwei bis drei Monaten gestiegen sind, desto höher ist der HbA1c. Bei dem Patienten war er im Bereich eines gesunden Menschen oder eines mit Medikamenten sehr effektiv eingestellten Diabetikers. Da der Mann ja keine Mittel mehr geschluckt hatte, war er offensichtlich nicht mehr zuckerkrank! Da kann man sich als Arzt nur mitfreuen, wenn die Umstellung der Lebensgewohnheiten Erfolg zeigt und eine chronische Krankheit heilt. Leider zählt dies eher zu den seltenen Beobachtungen.

Ein Problem, viele Medikamente

Im Folgenden beschreibe ich ein paar der üblichen Medikamente und die Probleme, die mit deren Einnahme einhergehen können. Wer selber (noch) keinen Bluthochdruck hat oder wem das zu fachlich wird, der kann gerne und ohne Wichtiges zu verpassen direkt zu Kapitel 8 springen.

Misslingt es, den Blutdruck durch veränderte Lebensgewohnheiten zu senken, kommt der Betroffene nicht um Medikamente herum. Die am häufigsten verordneten Mittel teilen sich in vier Gruppen ein: *ACE-Hemmer* (und deren Verwandte), *Betablocker*, *Diuretika* und *Calciumantagonisten*. Obwohl sie alle den Blutdruck senken, setzen sie im Körper an völlig unterschiedlichen Stellen an.

Betablocker heißen so, weil sie die sogenannten Beta-Adrenorezeptoren blockieren, die unter anderem auf der Außenseite von Herzmuskelzellen sitzen. Will der Sympathikus Puls und Blutdruck erhöhen, schickt er das Stresshormon Adrenalin los. Den Arbeitsalltag von Hormonen kann man sich in etwa so vorstellen wie den der Austräger von oftmals unwillkommenen Gratiszeitungen und Prospekten: Sie sind ständig unterwegs und überbringen Werbung. Angewiesen sind sie dabei auf Briefkästen oder Türklingeln.

Betablocker kleben ein »Hier-keine-Werbung-einwerfen«-Schild auf den Briefkasten und schrauben die Klingel ab. Der Bote Adrenalin muss unverrichteter Dinge weiterziehen, die Botschaft des Sympathikus verhallt. Nun könnte man natürlich fragen, warum denn das Stresshormon blockiert werden soll – schließlich hat es ja eine Funktion und einen Sinn. Bevor ich das jetzt hier umständlich biochemisch erkläre und Sie damit langweile, packe ich Sie lieber bei Ihrer eigenen Lebenserfahrung: Wenn Sie krank und schlapp im Bett liegen, erholen Sie sich ganz sicher besser, wenn nicht ständig jemand an die Tür klopft und schreit, Sie sollen schneller gesund werden. Oder wenn der Chef alle halbe Stunde anruft und fragt, wann Sie wiederkommen.

Leider hemmen Betablocker auch Rezeptoren in den Bronchien und wirken damit einer Weitung der Atemwege entgegen. Problematisch ist das vor allem, wenn jemand unter Asthma oder der Lungenkrankheit *COPD* leidet.

Wer anfängt, Betablocker zu nehmen, erlebt die negativen Auswirkungen eines gedämpften Sympathikus. War man eben noch voller Tatkraft, fühlt man sich nun schlapp, müde und antriebslos. Finger und Füße sind kalt, Schwindel und Schlafstörungen können dazukommen. Auch das Sexleben kann leiden: Die Lust schwindet, bei Männern sogar die Erektionsfähigkeit. Das alles sind mögliche Nebenwirkungen der Blutdrucksenker. Besonders im ersten Monat sind sie zu spüren, nach und nach passt sich der Körper an und steuert dagegen. Wie bereits erwähnt, rede ich mit Patienten sehr viel über diese Nebenwirkungen. Verständlicherweise werden sie als sehr störend empfunden – der hohe Blutdruck aber leider nur sehr selten.

Eine große Frage, die ich mir selbst und sicher auch viele Kollegen sich immer wieder stellen: Sollte man Patienten von diesen Nebenwirkungen erzählen, bevor sie derartige Medikamente das erste Mal einnehmen, oder abwarten, bis sie mit entsprechenden Beschwerden wiederkommen? Oftmals wiegt es viel schwerer den Arzt Nebenwirkungen aussprechen zu hören, als sie im Beipackzettel zu lesen. Erläutert man den Patienten die Nebenwirkungen, könnte es sein, dass sie sich vorgewarnt und beruhigt fühlen: »Ah ja, das hatte mein Arzt angekündigt, ich brauche mir keine Sorgen zu machen«. Andererseits könnte es zu einer gesteigerten Selbstwahrnehmung kommen: »Jetzt bin ich aber doch sehr müde und schwach, vielleicht sollte ich das Medikament wieder absetzen. Der Arzt hat ja gesagt, das kommt genau davon.«

Welches hier der richtige Ansatz ist, steht in keinem Lehrbuch. Hier bedarf es wohl einer guten Menschenkenntnis. Als Arzt muss ich in so einer Situation schnell abwägen, welche Variante besser zu dem Menschen passt, der mir gerade seine Gesundheit anvertraut.

ACE-Hemmer behindern das *Angiotensin-konvertierende Enzym* (ACE) bei der Arbeit. Das Molekül mit dem sperrigen Namen ist einer der Teilnehmer an der ständig laufenden Telefonkonferenz zwischen Herz und Nieren. Wie schon erwähnt, haben Herz und Nieren ein inniges Verhältnis – allerdings ist es auch eines, das von ständiger Kritik geprägt ist.

Ist aus Sicht des Herzens zu viel Flüssigkeit im Gefäßsystem, mosert es in Richtung der Nieren, sie möchten doch schleunigst mehr ausscheiden. Die Nieren wiederum nörgeln, wenn zu wenig Flüssigkeit im System ist: Sie können ihrer Arbeit nämlich nur bei einem gewissen Mindestblutdruck nachgehen. Sie sorgen dafür, dass mehr Wasser und Kochsalz in der Blutbahn bleiben, sodass das Herz ordentlich ackern muss. Die Nieren nutzen dafür das sogenannte *Renin-Angiotensin-Aldosteron-System*, von dem ACE ein Teil ist. ACE-Hemmer unterbinden also die Nörgelei der Nieren Richtung Herz.

Auch hier könnte man wieder fragen, ob die Nörgelei nicht ihren Sinn hat. Hat sie zweifellos – so wie die regelmäßige elterliche Nörgelei wegen der Unordnung im Kinderzimmer auch ihren erzieherischen Zweck hat. Bei vorhandener Herzerkrankung mündet die wechselseitige Anzickerei jedoch in einen Teufelskreis. Wie bei einem völlig aus dem Ruder gelaufenen Familienkrach mündet alles in lautem Geschrei, und keiner hört mehr auf den anderen. Dieser fatale Mechanismus muss dann dringend unterbrochen werden – in der Familie durch Rausgehen und Abregen, im Körper durch Medikamente.

Allerdings kann jeder pharmakologische Eingriff auch übers Ziel hinausschießen: Zu viele Betablocker können zu Ohnmacht bei zu niedrigem Blutdruck und Pulsschlag führen. Und zu viele

ACE-Hemmer können der Nierenfunktion schaden. Daher gilt wieder der beliebte Rat: besser den Lebensstil ändern – das hat nicht so viele Nebenwirkungen!

Ins Gespräch zwischen Herz und Nieren greifen auch die sogenannten *AT1-Antagonisten* und *Aldosteronantagonisten* ein, die Ärzte alternativ verschreiben können. Die Wirkstoffnamen von ACE-Hemmern enden übrigens immer auf »-pril«, die von AT1-Antagonisten auf »-sartan«.

ACE ist nicht nur Mitglied im Herz-Nieren-Gesprächskreis – es beteiligt sich auch an Diskussionen in den Atemwegen (ähnlich wie die Betablocker). Deshalb führt die Einnahme von ACE-Hemmern leider häufig zu trockenem Reizhusten. Erfreulicherweise kann dann die Umstellung auf den Verwandten des ACE-Hemmers, also auf einen AT1-Antagonisten (»-sartan«), Linderung verschaffen.

Diuretika regen die Nieren an, Wasser und Kochsalz auszuscheiden, was unmittelbar den Blutdruck senkt. Es kann allerdings passieren, dass dadurch die Konzentration verschiedener Salze im Blut entgleist. Ärzte kontrollieren deshalb regelmäßig die Blutwerte, wenn ein Patient Diuretika nimmt. Das gleiche gilt auch für ACE-Hemmer. Sogenannte Schleifendiuretika können leider an einem ganz anderen Ort im Körper Probleme bereiten: in den Ohren. Denn ihr pharmakologischer Angriffspunkt in den Nieren hat eine Entsprechung im Ohr, die fürs Hören notwendig ist.

Calciumantagonisten hemmen den Fluss von Calcium in Muskelzellen, wodurch sich diese weniger stark zusammenziehen. Einige dieser Medikamente wirken auf die Muskulatur in den Gefäßwänden. Sie weiten die Adern, was den Blutdruck verringert. Andere wirken direkt auf die Herzmuskelzellen. Diese Mittel kommen nur zum Einsatz, wenn neben dem Bluthochdruck auch eine Herzkrankheit vorliegt.

Bei der Vielzahl möglicher Medikamente und Kombinationen existiert kein starres Schema, welchem Patient welches Mittel verschrieben wird. Was der Arzt verschreibt, hängt auch von möglichen Begleiterkrankungen ab. Generell gilt: Um Nebenwirkungen einzugrenzen, ist es sinnvoll, mehrere Mittel in niedriger Dosierung zu nehmen anstatt eines in hoher. Inzwischen sind einige Kombi-Präparate auf dem Markt, bei denen in einer Tablette zwei oder drei verschiedene Wirkstoffe stecken.

Den Blutdruck mit Medikamenten zu regulieren, ist aber trotz der beeindruckend langen Liste von Möglichkeiten aus gutem Grund nur die zweitbeste Möglichkeit, denn wie schon geschildert kann jedes Medikament Nebenwirkungen haben, und die von Blutdrucksenkern werden oft als sehr unangenehm eingestuft. Wer eben noch voller Tatkraft war, will sich bestimmt nicht plötzlich schlapp und lustlos fühlen oder sogar die Potenz verlieren. Insbesondere Betablocker und Calciumantagonisten scheinen außerdem das Risiko für Depressionen zu erhöhen.

Zwar ist es möglich, verschiedene Mittel und Kombinationen zu testen, um eine möglichst nebenwirkungsfreie Behandlung zu finden, aber das erfordert auch einiges an Ausdauer. So ist es wenig überraschend, dass Blutdrucksenker weitaus häufiger verschrieben als eingenommen werden. Schätzungen zufolge nimmt nur jeder zehnte Patient die Mittel so durchgehend, wie es notwendig wäre. Bei der Abwägung zwischen dem Risiko eines Schlaganfalls in zehn oder zwanzig Jahren, das ebenso weit entfernt wie unwahrscheinlich wirkt, und einem eher guten oder schlechten Gefühl am heutigen Tag gewinnt eben doch oft das Heute – es siegt die menschliche Verdrängung!

Abwägen zwischen Gegenwart und Zukunft

Kennen Sie den Marshmallow-Test? In den sechziger und siebziger Jahren führten Wissenschaftler um den Psychologen Walter

Mischel an der US-Universität Stanford ein einfaches, aber verblüffendes Experiment mit Kindern im Vorschulalter durch. Jeder der jungen Probanden saß dafür allein in einem Raum an einem Tisch. Ein Forscher bot dem Kind einen Marshmallow an (manchmal war es auch eine andere Süßigkeit). Bevor er den Raum verließ, sagte er dem Kind, falls es den Marshmallow nicht esse, bis er zurückkomme, würde es einen zweiten bekommen. Die Kinder bekamen eine Klingel: Falls sie den Versuch frühzeitig beenden und den Marshmallow essen wollten, konnten sie den Forscher jederzeit rufen. Dann mussten sie aber auf die zweite Süßigkeit verzichten; das wurde ihnen erklärt.

Die meisten Kinder hielten nur wenige Minuten durch. Etwa ein Drittel konnte sich nach Rückkehr des Forschers nach etwa 15 Minuten über einen zusätzlichen Marshmallow freuen.

Verblüffend war, was die Langzeitanalyse der Studie ergab, denn Mischel und seine Kollegen verfolgten den Werdegang der Kinder in den folgenden Jahren und Jahrzehnten. Wer es im Experiment geschafft hatte, länger auf die süße Verlockung zu verzichten, schnitt besser in die Schule ab, konnte Stress besser verkraften und war – das ist wohl am wenigsten überraschend – schlanker. Die damals willensstarken Kinder hatten als Erwachsene auch stabilere Beziehungen, berichtete der Psychologe in einem Gespräch mit »Zeit Wissen«. Und er hat eine zusätzliche, wichtige Botschaft: Selbstkontrolle lässt sich trainieren. Natürlich ist es ein abstraktes Ziel, in 10 oder 20 Jahren noch möglichst gesund zu sein – ein zweiter Marshmallow ist da schon deutlich konkreter. Dieses abstrakte Ziel späterer Gesundheit konkurriert also mit der Chipstüte, die heute beim Einkauf im Regal lockt. Schwierig, da standhaft zu bleiben, oder?

Aber gehen Sie diesen Konflikt doch einmal anders an. Erinnern Sie sich, wie Sie vor 10 oder 20 Jahren waren, was Sie damals bewegt hat, welche Ziele Sie angestrebt und was Sie ignoriert haben? Vielleicht haben Sie Ihrem jüngeren Ich einiges zu sagen, weil es sich kaum darum geschert hat, wie es Ihnen heute geht? Möglicherweise können Sie nach diesem Gedankenspiel einen Kompromiss mit Ihrem zukünftigen Ich schließen, bei dem niemand übervorteilt wird.

Manchmal nutzen aber auch die besten Vorsätze nichts: Bei etwa einem von fünf Bluthochdruckpatienten lässt der Druck nicht nach, obwohl die Empfehlungen zum Lebensstil beherzigt und Medikamente aus drei der vier vorgestellten Gruppen eingenommen werden, inklusive eines Diuretikums. Ärzte nennen das »therapieresistent«.

Bei einigen dieser Patienten kann man vermuten, dass sie flunkern und ihre Tabletten in Wirklichkeit doch nicht wie verordnet geschluckt haben. Andere mögliche Fehler sehen die Ärzte bei sich selbst: Vermutlich finden sich in dieser Gruppe auch einige, bei denen der Bluthochdruck gar nicht primär, sondern sekundär ist. Eine noch nicht entdeckte Grunderkrankung hält dann den Blutdruck hoch, trotz aller Medikamente.

Bevor man einen Blutdruck als therapieresistent bezeichnet, sind zudem Blutdruckmessungen zu Hause sinnvoll. Denn das bereits erwähnte Weißkittel-Syndrom könnte die in der Praxis gemessenen Werte immer wieder in schwindelerregende Höhen treiben. Ist der Blutdruck tatsächlich therapieresistent, gibt es leider keine guten Nachrichten: Ärzte haben einige Verfahren ausprobiert, die allesamt invasiv sind – beispielsweise das Einsetzen eines kleinen Schrittmachers in die Halsarterie. Doch bisher hat keine dieser Methoden bewiesen, dass sie langfristig wirklich nutzt.

Kapitel 8

Herz-schmerz

Herzrhythmusstörungen: Chaos im Orchester

Erinnern Sie sich noch an den Blutstropfen, den wir auf seiner Rundreise durch den Körper begleitet haben? Im Herz stieß er auf Hindernisse. Die Herzklappen sorgten dafür, dass er kurz im Vorhof warten musste, ehe er in die Herzkammer schwimmen durfte. Aufgrund der Arbeit der Kammer startete er dann seinen Weg in die Aorta und die Klappen schlossen sich hinter ihm, damit er nicht in die falsche Richtung ausbüxte, also zurückschwamm. Das genau getaktete und abgestimmte Zusammenspiel von Vorhöfen, Klappen und Kammern erscheint wie die kunstvolle Komposition eines musikalischen Meisters. Und der Dirigent dieser Sinfonie ist, wie bereits erwähnt, der Sinusknoten im rechten Vorhof des Herzens.

Sein Taktstock ist ein elektrischer Impuls. Diese Ströme teilen den Musikern, also den Herzmuskelzellen mit, wann sie spielen sollen. Anders jedoch als in einem Orchester blicken nicht alle Musiker direkt zum Dirigenten, sondern es richtet sich jeder nach dem, der kurz vor ihm dran ist. Sobald er dessen Einsatz hört, beginnt er selbst auch, jeder ist mit seinem direkten Nachbarn also verbunden. Wer es sich besser vorstellen kann, denke hier an Dominosteine: Ein erster wird umgeworfen, die anderen folgen. Oder an ein Fußballstadion: Eine Gruppe engagierter Fans gibt den ersten Impuls für die »La-Ola«-Welle, dann läuft sie durch das gesamte Stadionrund. Der vom Sinusknoten, also dem natürlichen Schrittmacher, ausgehende elektrische Impuls läuft auf diese Weise über die Vorhöfe.

Zwischen den Vorhöfen und den großen Kammern sitzt der AV-Knoten. Er besteht aus spezialisierten Muskelzellen und gibt das Stromsignal weiter, das am Übergang von den Vorhöfen zu den Herzkammern, also bei den Herzklappen, durch eine Schicht aus Bindegewebe unterbrochen wird. Dieses Bindegewebe leitet keinen Strom, und so können die Herzmuskelzellen nicht direkt kommunizieren. Beim gesunden Menschen bildet der AV-Knoten also die einzige Brücke zwischen Vorhof und Kammer, über die der Takt weitergegeben werden kann. AV ist übrigens die Abkürzung für *Atrioventrikular*; *Atrium* ist die lateinische Bezeichnung der Vorhöfe, die Kammern sind die *Ventrikel*. Der AV-Knoten ist also der Vorhof-Kammer-Knoten. So wie der erste Geiger, also der Konzertmeister, dem Dirigenten assistiert, unterstützt der AV-Knoten den Sinusknoten als zweiter Schrittmacher oder Taktgeber im Herz-Orchester.

Die Musiker im hinteren Bereich, in den Kammern, hängen mithin vom Signal der ersten Geige ab. Diese lässt sich mehr Zeit als die übrigen Muskelzellen – der AV-Knoten leitet Signale deutlich langsamer über diese einzige elektrische Verbindung weiter. Die Verzögerung hat aber ihren Sinn: So bleibt den Vorhöfen Zeit, ihr Blut an die Kammern weiterzugeben, ehe diese mit dem Zusammenziehen beginnen.

Bei Rhythmusstörungen merkt man dem Herz-Orchester gleich an, dass etwas nicht stimmt. Chaos im Orchester der Herzströme führt eben auch zu Chaos in der Mechanik unserer Pumpe. So kann es vorkommen, dass etwa die Violinen und Bratschen plötzlich anfangen, ohrenbetäubend laut im falschen Tempo zu spielen und den Dirigenten völlig aus den Augen verlieren. Während er weiter im richtigen Tempo seinen Taktstock hebt und senkt, spielen sich die Streicher in Rage – nur mit Mühe bekommt der Dirigent sie irgendwann wieder eingefangen. Man nennt dieses Phänomen Vorhofflimmern. Danach bläst ein Posaunist ständig kräftig in sein Instrument, obwohl laut Notenblatt eine Pause vorgesehen ist – und bringt dadurch seine Kollegen völlig aus dem Rhythmus (Extrasystole). Im dritten Satz wird die Musik immer lauter und lauter, alle spielen mit maximaler Kraft. Und plötzlich geht alles durcheinander. Ein ohrenbetäubendes Kreischen und Quietschen erfüllt den Raum. Die Violinen versuchen, die Blechbläser zu übertönen. Die Pauken werden mit so einer Wucht bearbeitet, dass sie zu bersten drohen. Der Dirigent steht inmitten des Chaos und bewegt seinen Taktstock zu einer Melodie, die gar nicht mehr zu hören ist. Die Musiker spielen schneller und schneller. Einzelne Instrumente sind nicht mehr zu hören, nur angestrengte, laute Töne von allen Musikern gleichzeitig. Dieses Kammerflimmern bedeutet höchste Alarmstufe: Alle Musiker spielen so laut sie können, und jeder veranlasst seinen direkten Nachbarn zu weiterem Chaos, sodass die Herzstrom-Dissonanz die Muskelzellen nur noch zucken lässt. Lange geht das nicht gut: Es besteht kein Blutfluss mehr, und letztlich bricht ein Musiker nach dem anderen zusammen. Ohne medizinische Hilfe endet das Konzert hier verfrüht und tragisch.

Kardiologen hören sich die Herzmusik an: Seit mehr als 100 Jahren nutzen sie das Elektrokardiogramm, welches die Spannungsänderungen misst, die mit den elektrischen Signalen einhergehen. Das EKG ist also die Aufzeichnung der aktuell gespielten Herzenssinfonie. Ärzte erkennen darauf, welche Probleme bei den Musikern gegebenenfalls bestehen, warum sie also nicht nach dem notierten Takt spielen und somit die Mechanik des Herzmuskels und der Klappen beeinträchtigen können.

Eine noch ältere, seit circa 200 Jahren angewandte Methode ist das Abhören der Herztöne mittels eines Stethoskops. Auch durch das Abhören der Muskel- und Klappenarbeit, welche die Herztöne entstehen lassen, kann ein erfahrener Arzt eventuell Rückschlüsse auf zugrundeliegende Probleme in der antreibenden Elektrik, also in unserer Herzenssinfonie, gewinnen.

Übrigens: Das seltsam altmodisch klingende Wort *auskultieren*, das Mediziner für das Abhorchen per Stethoskop verwenden, hat nichts mit »Kultur« und auch nichts mit der Präposition »aus« zu tun – es kommt vielmehr vom lateinischen Verb *auscultare* für »aufmerksam hinhören«. Und wer ganz besonders aufmerksam hinhört, entdeckt diese lateinische Wurzel auch im französischen *écouter*.

Wenn ihr Arzt bei der Untersuchung von *Herztönen* spricht, meint er übrigens stets gesunde Vorgänge, also die Geräusche, die die Arbeit der Kammer sowie das Schließen einer Herzklappe bei einem gesunden Menschen verursachen. Wird dagegen von *Herzgeräuschen* gesprochen, sollte man aufpassen: Hiermit sind krankhafte Vorgänge gemeint, wie beispielsweise der Rückstrom von Blut in die falsche Richtung bei Undichtigkeit einer Herzklappe. Und auch die starken (turbulenten) Strömungsgeräusche, welche entstehen, sobald das Herz gegen eine stark verengte Klappe anpumpen muss, um ausreichend Blut über die Verengung hinüber zu befördern, heißen Herzgeräusche.

Herzstolpern: Manchmal heftig, aber harmlos

Die harmloseste Form der Rhythmusstörung sind sogenannte *Extrasystolen*, das sind Herzschläge »außer der Reihe«. Sie treten bei jedem Menschen gelegentlich auf. Wenn nichts anderes dazukommt und sie in der Gesamtzahl über den Tag gemessen nicht allzu häufig sind, sagen Ärzte: »völlig normal, kein Krankheitswert« – auch wenn so ein Herzstolpern sich ganz schön beunruhigend anfühlen kann. Bei einem kranken Herzen allerdings kann so ein Schlag außer der Reihe manchmal eine schwerere Rhythmusstörung auslösen.

Im Herz-Orchester ist die Extrasystole zum Beispiel ein aufmüpfiger Klarinettist: Ohne auf seinen Einsatz zu warten, spielt er drauflos. Seine Kollegen reagieren – sie können ja nicht wissen, dass der Dirigent gar kein Signal gegeben hat, weil jeder nur auf seinen unmittelbaren Nachbarn achtet. Flöten, Hörner und Fagotte steigen also fröhlich ein. Weil sie brav auf ihren Einsatz geachtet haben, läuft die vom Klarinettisten im falschen Moment begonnene Sequenz einmal durchs ganze Orchester, bis zu ihrem Abschluss.

Klingt für das Publikum recht irritierend, und der Klarinettist muss nach dem Konzert sicher eine Runde ausgeben, aber ansonsten ist nichts Schlimmes passiert.

Im Herzen ist es eine Muskelzelle (beziehungsweise ein Grüppchen von ihnen), von der das falsche Startsignal stammt. Dies kann in den Vorhöfen oder in einer Kammer passieren. Infolge des falschen Signals zieht sich das Herz zu früh zusammen, die Kammern pumpen dann oft vergleichsweise wenig Blut in die Arterien, weil sie noch nicht ordentlich gefüllt waren.

Die meisten Extrasystolen passieren, ohne dass wir sie wahrnehmen. Fallen sie doch auf, so spürt man erst einen zu frühen Schlag, das ist jener nach dem falschen Startsignal durch den Klarinettisten. Darauf folgt eine längere Pause. Der folgende Herzschlag ist besonders intensiv, möglicherweise sogar unangenehm.

Was erzeugt die Pause? Im Herz-Orchester sind nicht nur die Musiker manchmal unaufmerksam. Der Dirigent ist ausgesprochen störrisch. Wenn ihm sein Orchester kurz entgleitet, macht er einfach wie gewohnt weiter. Er gibt also ein Startsignal in einem Moment, der zur ursprünglichen Sinfonie passt, also streng und regelmäßig beispielsweise 70 Impulse pro Minute. Die Musiker aber sind ja gerade mit ihrem kleinen Klarinettisten-Intermezzo beschäftigt und übersehen das Heben seines Taktstocks. Er hebt ihn aber nicht erneut, wenn sie nach dem Ende ihres wilden Ausritts endlich zu ihm gucken – sondern erst, wenn es wieder zur alten Melodie passt. Auf eine zu kurze Pause zwischen zwei Schlägen – hier eben bedingt durch den vorschnellen Einsatz der Klarinettisten – folgt deshalb eine zu lange. In dieser langen Pause nimmt die Diastole, in der sich die Herzkammern mit Blut füllen, mehr Zeit ein als gewöhnlich ein. Die Kammern sind deshalb randvoll und stoßen beim nächsten Schlag nach der längeren Pause besonders viel Blut aus. Das spürt jemand, der bei einem Herzstolpern genau in sich hineinhört.

EXTRASYSTOLE

REGELMÄSSIGE ABSTÄNDE

EINSATZ DES DIRIGENTEN

AKTION DER KLARINETTE (EXTRASYSTOLE)

DIESER EINSATZ DES DIRIGENTEN VERHALLT. DAS ORCHESTER IST NOCH MIT DEM EINSATZ DER KLARINETTE BESCHÄFTIGT.

EINSATZ DES DIRIGENTEN

Die außerplanmäßigen Herzschläge finden vor allem in zwei gegensätzlichen Situationen statt: Zum einen passieren sie bei Aufregung, zum anderen bei großer Entspannung, wenn der Puls sehr langsam ist. Dann geschehen die Extrasystolen in den vergleichsweise langen Pausen zwischen den einzelnen Schlägen – weil der ungeduldige Klarinettist denkt, es müsse doch endlich weitergehen.

Wer übermüdet ist, neigt ebenfalls eher zu Extrasystolen. Zusätzlich können Koffein, Nikotin, Alkohol sowie bestimmte Medikamente das Herz ins Stolpern bringen. Manchmal ist sogar der Darm schuld. Beim *Roemheld-Syndrom* entsteht zu viel Gas im Verdauungstrakt, das sich in den oberen Darmschlingen sammelt. Sie liegen in der Nähe des Zwerchfells. Weiten sich diese Darmschlingen, drückt das tatsächlich aufs Herz und kann zu Extrasystolen führen. Im selteneren Fällen lösen die Darmgase sogar andere Herzrhythmusstörungen, Atemnot oder beklemmende Schmerzen in der Brust aus. Behandelt wird beim Roemheld-Syndrom natürlich nicht das Herz. Ein entschäumendes Medikament lässt die Gasansammlung im Darm entweichen. Und von Kohlsuppe wird dann erst einmal abgeraten.

Zwar sind Extrasystolen ungefährlich, solange das Herz gesund ist. Das heißt aber nicht, dass sie keinen Ärger verursachen können. Bei manchen Menschen leistet sich das Herz am Tag mehr als 15 000 oder 20 000 Extrasystolen – 10 bis 13 Stolperschläge pro Minute! Pumpt das Herz aufgrund ständiger Extrasystolen das Blut nur unregelmäßig, können Schwindel und selten sogar Ohnmacht die Folge sein. Manche Betroffene erleben Panikattacken aufgrund der Herzkapriolen. Weil verschiedene Krankheiten das Herz ins Stolpern bringen können, prüfen Ärzte bei häufigen Extrasystolen unter anderem, ob der Herzmuskel entzündet oder die Herzkranzgefäße durch Verkalkung stark verengt sind. Finden sie keine solche Ursache, bleiben verschiedene Möglichkeiten, die lästigen Extrasystolen zu unterdrücken. Betablocker, die auch den Blutdruck senken, können dem Herzen helfen, wieder den richtigen Takt zu finden. Wegen der Nebenwirkungen der Medikamente müssen Betroffene mithilfe ihres Arztes abwägen, was ihnen lieber ist: die Extrasystolen oder die Betablocker.

Falls die Extrasystolen trotz der Betablocker bleiben, ist in schweren Fällen ein Eingriff nötig: Ärzte schieben über die Leiste einen Katheter, also einen Schlauch, ins Herz. Mit speziellen Messelektroden, welche über den Schlauch zum Herzen geführt werden, spüren sie die Störenfriede auf, die die Extrasystolen verursachen. Die »schuldigen« Zellen werden entweder verbrannt oder eingefroren; das erledigen die Mediziner auch über denselben Katheter. Das Gewebe vernarbt. Bindegewebe, das keinen Strom weiterleitet, verschließt den Bereich. Das Verfahren nennt sich *Katheterablation*. Der Klarinettist wird sozusagen aus dem Orchester geworfen – und als Mahnung an alle anderen bleibt sein Platz fortan leer. Von hier kommen keine (elektrischen) Impulse mehr.

Die Ablation kann auch bei anderen Rhythmusstörungen helfen, indem sie die Zellen eliminiert, die die Probleme verursachen. Das Verfahren mag rabiat erscheinen, aber es gehört zu den besonderen Methoden, bei denen Ärzte nicht nur Symptome lindern oder das Fortschreiten einer Krankheit verlangsamen, sondern diese tatsächlich heilen. Weil der Eingriff, wie jede medizinische Maßnahme, auch Risiken birgt und nicht in allen Fällen zur Heilung führt, wird er trotzdem meist erst dann vorgenommen, wenn alle anderen Alternativen versagt haben. Die Sinnhaftigkeit und die Erfolgsaussichten sind hier jedoch auch stark abhängig von der Art der Rhythmusstörung.

Quizfrage:

Welcher berühmte Künstler litt vermutlich unter einer Arrhythmie?

a) Vincent van Gogh. Die wirbelnde Strichführung in seinen Selbstporträts erinnert Kardiologen an ein aus dem Rhythmus geratenes Herz.

b) Leonardo da Vinci. Das große Interesse des Künstlers für Naturwissenschaften und Medizin soll in seinem problematischen Herzschlag begründet sein.

c) Ludwig van Beethoven. Unter anderem enthält der fünfte Satz im 13. Streichquartett einen unausgeglichenen, beklemmenden Rhythmus, der wie eine Arrhythmie wirkt.

(Antwort auf der übernächsten Seite)

AV-Knoten-Reentry-Tachykardie: Falsch verdrahtet

Auch ein AV-Knoten, die erste Geige im Herz-Orchester, ist nicht immer frei von Fehlern. Bei manchen Menschen hat er einen Zwilling. Nicht eine Leitung verbindet Vorhof und Kammer über den

AV-Knoten, sondern zwei. Die beiden sind unterschiedlich schnell. Zudem können sie die elektrischen Signale in beide Richtungen leiten. Normalerweise gehen die ja nur von den Vorhöfen zur Kammer – bei diesen Kandidaten ist es aber auch andersherum möglich.

Dieses »Andersherum« passiert natürlich nicht ständig. Üblicherweise kommt das Signal vom Dirigenten über die Vorhöfe auf die erste Geige zu und wird dann über die beiden Leitungen Richtung Kammer weitergegeben. Soweit alles in Ordnung. Aber nach einer Extrasystole, sprich unserem aufgeregten Klarinettisten, kann es passieren, dass das Signal von der Kammer, also den hinteren Reihen des Orchesters aus, auf die erste Geige zuläuft. In diesem Fall entsteht eine sogenannte »kreisende Erregung« in den beiden Leitungen der ersten Geige (des AV-Knotens): Der Stromimpuls ist hier gefangen und gibt ständig neue Einsätze an das Orchester, dazu auch noch in einem Wahnsinnstempo. Das Signal legt die Runde in den beiden Leitungen mit einem Tempo von ungefähr 150 bis 220 Schlägen pro Minute zurück – und so schnell schlägt dann auch unser Herz. Dann gerät natürlich auch das Zusammenspiel von Vorhöfen, Kammern und Klappen völlig aus den Fugen.

Betroffen davon sind häufig junge Frauen, die bei diesem Herzrasen sogar ohnmächtig werden können. Schwindel und Unruhe sind weitere typische Symptome. Das Phänomen der Zwillingsgeiger heißt bei Medizinern *AV-Knoten-Reentry-Tachykardie* (AVNRT), das kann man sich natürlich viel besser merken. Das Herzrasen kann binnen Sekunden wieder verschwinden, es kann aber auch stundenlang andauern. Stoppen kann man es durch Manöver, die den Parasympathikus auf den Plan rufen. Richtig, den entspannten Gegenspieler des stressigen Sympathikus. Genau genommen will man den Vagusnerv aktivieren, der einer der Arme des Parasympathikus ist. Die einfachsten vagalen Manöver für den Hausgebrauch: schnell ein Glas kaltes Wasser trinken. Husten. Aufs Klo gehen und ordentlich pressen. Ärzte haben weitere vagale Manöver

Antwort c) ist richtig: Es wird vermutet, dass Beethoven eine Arrhythmie hatte. Anzeichen dafür sollen in einigen seiner Kompositionen erkennbar sein.

in petto, aber die sind nur was für Profis. Zum Beispiel drücken sie auf die Halsschlagader, was allerdings bei falscher Dosierung zur Ohnmacht führt – nachmachen verboten!

Der Vagusnerv blockiert infolge dieser Manöver kurz den AV-Knoten, das reicht in der Regel aus, um die »kreisende Erregung« zu unterbrechen: Die Musiker halten kurz inne. Der Dirigent, der Sinusknoten, kann wieder den Takt vorgeben. Das Herz findet seinen Rhythmus wieder.

Diese Blockade kann auch von Medikamenten verursacht werden und die Attacke des Herzrasens beenden. Und diese Rhythmusstörung zählt auch zu jenen, welche gut mit der bereits beschriebenen Katheterablation behandelt werden können: Die langsamere Leitungsbahn der ersten Geige wird einfach verbrannt – und schon kann kein Impuls mehr im Kreis rasen.

AV-Block und andere Verzögerungen: Jemand zu Hause?

Der ersten Geige sagt man ja Allüren nach – und leider lässt sich auch das auf den AV-Knoten übertragen. Bei einem AV-Block stockt das Signal an diesem kritischen Übergang zwischen Vorhöfen und Kammer: Entweder es kommt nur verzögert durch oder gar nicht mehr.

Ohne Signal des Sinusknotens müssen die Herzkammern nicht sofort ausfallen. Sie schlagen noch, aber meist seltener als 40 Mal in der Minute. Es gibt zum Glück auch bei den Musikern der Herzkammer immer einen Hobby-Dirigenten, der die Aufgabe übernimmt, wenn der Impuls des Sinusknotens, also des eigentlichen Dirigenten ausbleibt. Ironischerweise ist dieser Hobby-Dirigent dann meist der in der Kammer gelegene Teil des AV-Knotens selbst, in unserem Beispiel die erste Geige. Vielleicht lässt die erste Geige also die Signale des Hauptdirigenten, des Sinusknotens, nicht mehr zu den Kammern durch, um diese endlich einmal selbst dirigieren zu können und zu zeigen, was sie so drauf hat? Nur leider ist und bleibt eine erste Geige eben ein Hobby-Dirigent ohne ausreichende Routine und kommt nicht so gut in Schwung wie sein professionelles Pendant, der Sinusknoten. Aufgrund des fehlenden Schwungs besteht leider ein schwächerer Blutstrom, man wird müde und schlapp. Das Blut versickert der Schwerkraft folgend zu einem größeren Teil in den Beinen. Wird das Gehirn bei viel zu langsamem Puls nicht mehr ausreichend versorgt, verliert man das Bewusstsein; auch droht die Unterversorgung weiterer Organe.

Die erste Geige tritt natürlich nicht grundlos in den Streik. Es gibt Gründe, und die haben natürlich nichts mit Eitelkeit zu tun. Manche Medikamente setzen den AV-Knoten zeitweise außer Gefecht. Infektionen wie die von Zecken übertragene Borreliose oder auch ein Herzinfarkt können ihn sogar dauerhaft ausfallen lassen. Ist der AV-Knoten nicht mehr zu retten, implantieren Ärzte einen Herzschrittmacher, um die Kammern wieder auf Trab zu bringen. Dieser übernimmt dann die Funktion der krankheitsbedingt fehlenden ersten Geige und leitet den Strom von den Vorhöfen auf die Kammer über. Das kleine Gerät gibt regelmäßig elektrische Impulse ab, damit das Herz weiter schlägt.

Grundsätzlich können Schrittmacher immer die Funktion eines wesentlichen Teils des Orchesters übernehmen. Und selbst der Hauptdirigent, der Sinusknoten, kann versagen – auch ohne Sabotage durch die erste Geige. Sendet der Sinusknoten keine Signale mehr, kann eine Elektrode im rechten Vorhof dessen Funktion übernehmen.

Falls die Musiker etwas träge werden und das Signal sich zu langsam von einem zum nächsten ausbreitet, kann es passieren, dass ein Teil des Orchesters schon lange fertig ist mit einer Passage, während die andere Hälfte grade erst anfängt, diese zu spielen. Praktisch bedeutet das ja dann, dass die eine Hälfte des Herzens, also eine der Herzkammern, schon lange mit der Pumpfunktion, der Systole, abgeschlossen hat, während die andere Kammer grade erst anfängt zu arbeiten. Dass diese Arbeitsweise wenig effektiv ist und dieses *asynchrone* Arbeiten der verschiedenen Herzregionen zusätzlich belastet, kann man sich vorstellen.

Auch hier kann Abhilfe mittels eines speziellen Schrittmachers geschaffen werden. Es werden einfach mehrere Kabel verlegt: Jede der beiden Herzkammern bekommt eines, sodass die Signale aus dem vorderen Teil des Orchesters, also vom Dirigenten im rechten Vorhof, gleichzeitig über die neu verlegten Kabel an beide Kammern abgegeben werden. Nun spielen die Musiker der beiden Herzkammern wieder zusammen, also synchron. Daher hat diese Art der Schrittmacherbehandlung auch ihren Namen: *Kardiale Resynchronisations-Therapie* (engl. abgekürzt: CRT).

Vorhofflimmern: Gefahrenzone Herzohr

Vorhofflimmern ist, soweit man Extrasystolen hier mit hineinnimmt, die zweithäufigste Herzrhythmusstörung. Schätzungen zufolge leiden rund 1,8 Millionen Menschen in Deutschland darunter. Die meisten Betroffenen sind älter als 65 Jahre. Die Wahrscheinlichkeit Vorhofflimmern zu entwickeln ist größer bei Menschen, die bereits an Bluthochdruck leiden, übergewichtig sind oder verengte Herzkranzgefäße haben. Nicht jeder bemerkt die Rhythmusstörung; manchmal verursacht sie keine akuten Beschwerden. Aber gefährlich ist sie leider auch dann.

Bei einem Vorhofflimmern spielen sich die Violinen und die Bratschen in einen Dauerrausch. Weil ständig jemand einen neuen Einsatz gibt, hören sie überhaupt nicht mehr auf, sie sind dann ebenfalls in »kreisender Erregung«. Nur kreist das Signal diesmal innerhalb der Vorhöfe. Das Flimmern der Vorhöfe kann man sich wie ein extrem schnelles, schwaches Zucken vorstellen. Die Vorhöfe schaffen es nicht mehr, sich anständig zu weiten, ausreichend Blut aufzunehmen und es dann mit einer kräftigen Kontraktion weiter in die Kammern zu pumpen.

Das Chaos im Orchester ist aber zum Glück nicht komplett: Die erste Geige, der AV-Knoten, bewahrt die Ruhe. Sie gibt nur einen Teil der vielen Signale, die an ihr vorbeikreisen, weiter an die Musiker in den hinteren Reihen, also die Kammern. Meist sind dies immer noch sehr viele Signale – die Sinfonie ist zu schnell, das Herz rast. Aber: Die Herzkammern arbeiten noch beinahe normal. Der AV-Knoten bewahrt das Herz vorm lebensbedrohlichen Kammerflimmern.

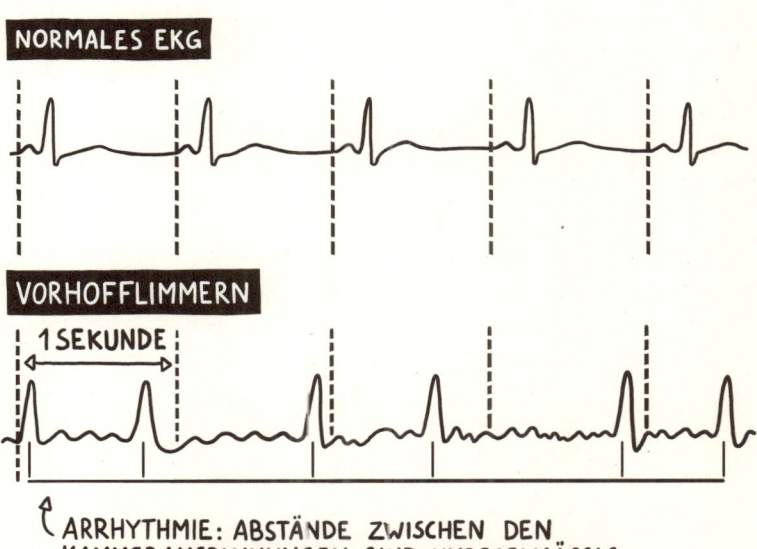

NORMALES EKG

VORHOFFLIMMERN

1 SEKUNDE

ARRHYTHMIE: ABSTÄNDE ZWISCHEN DEN KAMMERANSPANNUNGEN SIND UNREGELMÄSSIG.

Kardiologen erkennen Vorhofflimmern auf dem EKG. Sie unter-
teilen die Krankheit je nach Länge der Flimmeranfälle. Bestenfalls
findet das Herz in weniger als sieben Tagen von selbst zu einem ver-
nünftigen Rhythmus zurück. Meist geschieht dies dann innerhalb
der ersten 48 Stunden, danach sinken die Chancen. Das Flimmern
kann jedoch auch Monate, sogar Jahre, ja lebenslang andauern.

Erinnern Sie sich an die Herzohren? Eines sitzt am linken Vorhof, eines am rechten. Beim Vorhofflimmern ist das Blut hier kaum
in Bewegung und kann deshalb gerinnen. Denn wenn Blut sich zu
wenig bewegt, entstehen Blutpfropfen. Reißt sich ein solches Gerinnsel los und wird durch die Kammer in den Körper befördert,
kann es schlimmstenfalls in eine Hirnarterie wandern und diese
verstopfen. Vorhofflimmern ist somit vor allem gefürchtet, weil es
das Risiko eines Schlaganfalls und anderer Embolien erhöht. Um
den Gerinnseln entgegenzuwirken, bekommen die Patienten blutverdünnende Medikamente. Zusätzlich können bestimmte Medikamente den Rhythmus stabilisieren.

Wie ruft man Musiker, die sich in Rage gespielt haben, wieder
zur Ordnung? Erst einmal muss man ihre Aufmerksamkeit gewinnen. Mit einem noch lauteren Ton. Fürs Herz bedeutet das: mit einem Stromschlag. Bei der sogenannten *Kardioversion* bekommt der
Patient eine kleine Narkose, dann versetzen Ärzte seinem Herzen
einen Elektroschock. Alle Herzmuskelzellen depolarisieren gleichzeitig. Die Musiker hören auf zu spielen und halten für einen Moment inne. Läuft es wie gewünscht, kann der Sinusknoten diesen
Augenblick nutzen, um wieder den Takt vorzugeben, und die Vorhöfe finden ihren Rhythmus wieder. Manchmal setzt die kreisende
Erregung aber schnell wieder ein, insbesondere bei krankhaft ver-
größerten Vorhöfen. Hier gibt es eben zu viel Platz für kreisende
Erregungen.

Jedoch ist auch das kein Drama. Die Vorhöfe leisten insgesamt
nur einen sehr kleinen Beitrag zum Blutstrom – das Wichtigste ist,

dass die Herzkammern trotz Vorhofflimmerns mit einer normalen Pulsfrequenz arbeiten und somit einen guten Blutstrom aufrechterhalten. Um der ersten Geige anzuzeigen, wie viele der ständig auf sie einprasselnden Signale aus den Vorhöfen sie an die Kammern durchlassen soll, haben Ärzte auch so einige Arzneimittel zur Verfügung. Somit muss auch ein dauerhaft bestehendes Vorhofflimmern keinen Verlust an Lebensqualität bedeuten.

Kammerflimmern: Achtung, Lebensgefahr!

Auch die Herzkammern selbst können in einer schnellen »kreisenden Erregung« gefangen sein. Das ist dann ein akuter medizinischer Notfall, weil die Funktion der Kammern gefährdet wird, die entscheidend ist für einen guten Blutfluss. Es gibt verschiedene Formen der kreisenden Erregung, die im Fachjargon *ventrikuläre Tachykardie* genannt wird – eine harmlosere und eine unmittelbar lebensbedrohliche. Im günstigeren Fall laufen die Stromimpulse noch in einem gewissen wellenförmigen Muster über die Herzkammern. Besteht auch die entsprechende wellenförmige Muskelarbeit des Herzens noch, kann trotz dieser Rhythmusstörung noch ein Blutstrom bestehen. Der Patient kann bei Bewusstsein bleiben, fühlt sich jedoch meist schlapp und bemerkt oft auch die Herzkapriolen.

Bei dieser ventrikulären Trachykardie dagegen laufen die Stromimpulse chaotisch und die Kammern zucken entsprechend dieser unkontrollierten Herzströme nur noch schnell und flach, sodass sie viel zu wenig oder meistens sogar gar kein Blut mehr pumpen. Der Kreislauf bricht zusammen. Beim Kammerflimmern ist dies immer der Fall, hier gibt es einfach keine harmlose Variante.

Ein Elektrokardiogramm enthüllt, welche Energie im Herzen tobt: Beim Kammerflimmern versucht das Herz bis zu 700 »Schlä-

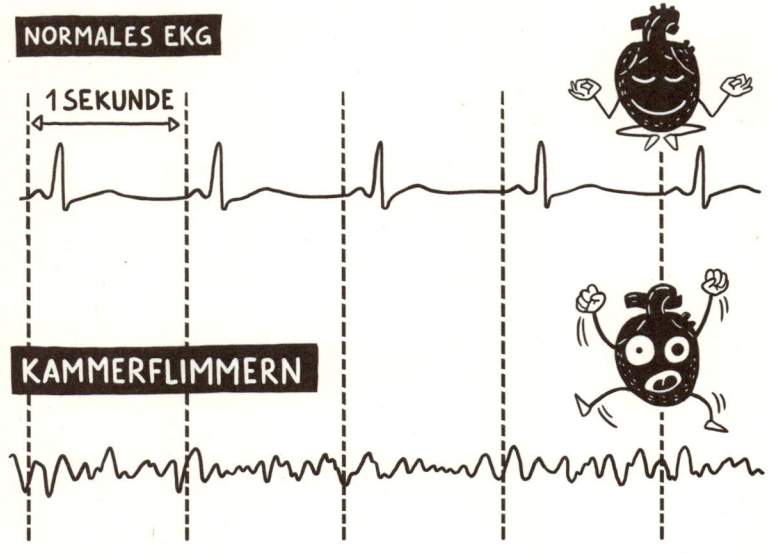

NORMALES EKG

1 SEKUNDE

KAMMERFLIMMERN

ge« pro Minute zu vollziehen. Bei so schnellen Bewegungen kann keine effektive Pumpleistung mehr bestehen. Für die Herzmuskelzellen bedeutet Kammerflimmern Schwerstarbeit, sie benötigen Sauerstoff und Energie. Doch auch in den Herzkranzgefäßen fließt kein frisches Blut, also können sie nicht atmen. Das Flimmern endet mit einem Herzstillstand und dann mit dem Tod, wenn Betroffene keine Hilfe bekommen.

Die Narkose, die Patienten mit Vorhofflimmern bekommen, ist hier unnötig: Wer mit Kammerflimmern zusammenbricht, hat das Bewusstsein verloren. Jetzt ist ein Defibrillator, liebevoll »Defi« abgekürzt, das richtige Werkzeug. Er verpasst dem Herzen einen Stromschlag. Das Prinzip ist das gleiche wie bei der Kardioversion beim Vorhofflimmern: Alle Musiker bekommen durch den starken Stromimpuls gleichzeitig das Signal zu schweigen, anschließend kann der Dirigent im Idealfall das Ruder wieder an sich reißen.

Beim Kammerflimmern jedoch ist der Erfolg dieser Maßnahme überlebensentscheidend.

Das Unterbrechen des Kammerflimmerns gelingt nicht immer mit dem ersten Schock. Setzt erneut eine kreisende Erregung ein, muss ein zweiter Stromstoß folgen. Eventuell war der erste Schlag nicht stark genug, deshalb erhöhen Ärzte die Energie beim Defibrillieren schrittweise.

Übrigens: Das englische Wort *fibrillation* bedeutet »flimmern«. Der Defibrillator ist also ein »Entflimmerer« oder auch »Flimmern-Wegmacher«.

Was TV-Ärzte ständig falsch machen

Eben noch gab das EKG neben dem Bett seine beruhigenden Töne ab. Biep, biep, biep. Ein Herzschlag nach dem anderen. Plötzlich setzt es aus. Nulllinie. Ein einziger schriller Ton. Das Herz steht still. Der Patient droht zu sterben. Einsatz der Lebensretter: Ärzte und Pfleger stürmen ins Krankenzimmer. Mit Verve werden zwei Elektroden auf die Brust des Patienten gedrückt. Kommando: »Alle weg!« Und dann: Schock. »Noch mal!« Schock. »Noch mal!!« Schock. »Noch mal!!!« Biep, biep, das EKG meldet sich wieder, das Herz schlägt. Patient gerettet.

In Krankenhausserien und -filmen sind Defibrillatoren das Lieblingswerkzeug lebensrettender Ärzte. Sie schocken und schocken, bis der Patient endlich ins Leben zurückkehrt. Im wahren Leben wären die Leinwandhelden Pfuscher, sie wenden den Defi falsch an: Zeigt das EKG eine Nulllinie, schlägt das Herz also gar nicht mehr, nutzt auch der stärkste Stromschlag nicht. Warum? Beim Flimmern sind die Zellen aktiv, sie haben aber den Rhythmus verloren und hören nicht mehr auf den noch vorhandenen Dirigenten. Der Schock sorgt für einen kurzen Stopp, nach dem die Zellen hoffentlich den richtigen, vom Sinusknoten ausgehenden Rhythmus wiederaufnehmen. Das chaotisch spielende Orchester wird durch eine ohrenbetäubende Ansage dazu gebracht, wieder auf seinen Dirigenten zu hören.

Beim Herzstillstand aber pochen weder die Zellen noch fließen Ströme. Das Orchester inklusive des Dirigenten hat den Saal verlassen. Niemand hört die Durchsage. Der Defi-Schock verursacht beim stillstehenden Herzen also nur einen einzigen Schlag im langen Stopp. Gibt es keinen inneren Taktgeber, bewirkt der Schlag: nichts. Es ist, als ginge ein Zuschauer auf die leere Bühne und haute einmal auf die dort herrenlos herumstehenden Instrumente – davon fängt das abgebrochene Konzert leider nicht wieder an.

Dass die TV-Ärzte die beiden Elektroden ihres heißgeliebten Defis meist auch noch falsch ansetzen, ist da das kleinere Problem. Wer es genau wissen will: Eine gehört in den oberen rechten Schulterbereich, die andere links unter die Brust, Richtung linker Brustkorbseite versetzt.

Inzwischen können auch Laien einen Defi verwenden. An Flughäfen, Bahnhöfen, in Einkaufszentren, zum Teil auch in Unternehmen hängen sogenannte automatisierte externe Defibrillatoren (AED). Nachdem die Elektroden des Geräts angebracht sind, erkennt es selbst, ob das Herz flimmert oder stillsteht. Registriert es ein Flimmern, gibt es einen Elektroschock. Steht das Herz stillt, weist der Defi die Helfer an, mit der hoffentlich zuvor schon begonnenen Herzdruckmassage fortzufahren.

Der schlimmste Fehler bei der Wiederbelebung: Nichtstun

In Deutschland erleiden mehr als 50 000 Menschen im Jahr einen Herzstillstand. Nicht einmal jeder Zehnte überlebt. Weil das

Gehirn bei einer Unterbrechung der Blutversorgung als erstes Organ stirbt, zählt bei einem Herzstillstand jede Minute. Selbst der schnellste Rettungswagen, ja auch der Hubschrauber braucht Zeit, um bei einem solchen Notfall vor Ort zu sein. Während das Hirn schon nach nur drei bis fünf Minuten ohne Blutzufuhr abstirbt, braucht der Rettungsdienst meist mindestens acht Minuten. Deshalb ist es überlebenswichtig, dass Umstehende mit der Wiederbelebung beginnen und helfen, bis die Profis übernehmen können.

Die Deutschen tun sich damit schwer. Zwar steigt die Quote seit einigen Jahren, doch noch immer beginnen nur in einem Drittel der Fälle die anwesenden Laien mit der Reanimation. In anderen Ländern, etwa in Norwegen, Schweden und den Niederlanden, passiert dies in mehr als 60 Prozent der Fälle. Wir haben also noch einiges aufzuholen!

Experten schätzen, dass wir in Deutschland jedes Jahr 10 000 Leben retten könnten, wenn Angehörige, Freunde, Kollegen oder Passanten sofort eine Herzdruckmassage starten würden, anstatt den Notdienst zu rufen und dann passiv auf den Rettungswagen zu warten.

Die meisten Herzstillstände ereignen sich zu Hause. Die Bewusstlosen werden dann von Ehepartnern, Kindern oder anderen Familienangehörigen entdeckt. Es geht bei diesem Thema also nicht bloß darum, dass zu wenige Menschen einem Fremden auf der Straße helfen, sondern es geht zudem um Überforderung. Auch Angehörige schaffen es in dieser Ausnahmesituation oft nicht, mit der Wiederbelebung zu beginnen. Viele haben auch Angst davor, etwas falsch zu machen. Dabei ist der größte, weil oft irreparable Fehler das Nichtstun.

Herzdruckmassage: »Stayin' Alive«

Wie geht man denn am besten vor, wenn man einen ohnmächtigen Menschen findet oder erlebt, wie jemand ohnmächtig wird? Als erstes gilt es zu testen, ob die Person wirklich ohnmächtig ist: Ansprechen, schütteln, kräftig kneifen: Keine Reaktion? So weit, so schlecht.

Atmet der Ohnmächtige? Das lässt sich am besten bei überstrecktem Kopf feststellen: also den Kopf nach hinten in den Nacken ziehen und den Mund öffnen. Lauschen Sie mit dem Ohr am Mund, ob Sie die Atmung hören, und blicken Sie auf den Brustkorb: Hebt und senkt er sich? Fühlen Sie durch die Atmung einen Luftzug an der Wange? Falls der Betroffene atmet, atmen Sie selbst auch kurz durch: Sie können ihn in die stabile Seitenlage befördern (dazu später mehr), 112 anrufen und warten.

Hören Sie keinen Atemzug oder sind sich nicht sicher? Dann bitte nicht weitere Minuten lauschen. Sie müssen davon ausgehen, dass der Betroffene nicht atmet, dass sein Herz stillsteht und dass er jetzt dringend Ihre Hilfe braucht. Sind Sie allein mit dem Bewusstlosen? Jetzt ist der richtige Zeitpunkt, um 112 anzurufen. Stichwort: Bewusstlosigkeit mit Atemstillstand. Am anderen Ende der Leitung sitzt ein Profi, der Sie bei den folgenden Schritten unterstützt. Sind andere Leute da? Gut, Sie können Aufgaben delegieren: Einer ruft 112 an. Der nächste holt den Defibrillator, falls es einen in der Nähe gibt. Die anderen helfen bei der Herzdruckmassage.

Der Betroffene muss für die Herzdruckmassage auf einem festen Untergrund liegen. Ob Küchenboden oder Gehwegplatten ist dabei egal, aber die Matratze des Bettes ist zu weich! Wichtig ist, den Oberkörper vor der Massage freizumachen. Die Zeit läuft, deshalb heißt es: Hemd aufreißen, statt sorgfältig Knöpfe zu öffnen. Sie können T-Shirts einfach nach oben schieben. Helfen Sie einer Frau und sie trägt einen Bügel-BH? Bitte auch öffnen oder wegschieben.

Normalerweise würde man niemandem das Hemd vom Leib reißen, der nicht vorher seine Zustimmung signalisiert hat. Aber das hier ist eine Ausnahmesituation. Selbst wenn Sie die teuersten Designerklamotten zerrissen haben, gebührt Ihnen am Ende nur Dank. Und falsche Scham wegen der Berührung der Brüste einer hilflosen Frau ist hier auch nicht angebracht – hier geht es nicht um Sex, sondern ums Überleben!

Für die Herzdruckmassage knien Sie sich neben den Betroffenen. Setzen Sie einen Handballen auf die Mitte des Brustkorbs (da, wo die kleine Kuhle zwischen den Rippen auf dem Brustbein ist, also ungefähr zwischen unterem und mittlerem Drittel des Burstbeins), die zweite Hand auf den Handrücken der ersten. Beugen Sie sich senkrecht über die Brust des Patienten und drücken Sie mit weiterhin gestreckten Armen kräftig, sehr kräftig zu. Mindestens fünf bis sechs Zentimeter tief. Dann entlasten, ohne die Hände vom Brustbein zu nehmen. Das wiederholen Sie 100 bis 120 Mal pro Minute. Der Ohrwurm der meisten Rettungsassistenten ist in dieser Situation »Stayin' Alive« von den Bee Gees. Der Song gibt ein Tempo von rund 100 Stößen pro Minute vor. Alternativ und vom Tempo ebenfalls passend, wenn auch thematisch etwas weiter entfernt, geht auch »Yellow Submarine« von den Beatles. Bei Kleinkindern im ersten Lebensjahr reicht es, vier Zentimeter tief zu drücken, bei Kindern bis zur Pubertät maximal fünf Zentimeter.

Nach 30 Kompressionen können zwei Mund-zu-Mund-Beatmungen erfolgen. Atemwege freimachen, Kopf in den Nacken überstrecken, Kinn anheben, Nase des Patienten mit einer Hand zuhalten, Mund mit Ihrem Mund umschließen und etwa eine Sekunde lang ausatmen. Nicht stark pressen, die Luft landet sonst nur im Magen. Auf Brustkorbbewegungen achten, die sollten zu sehen sein. Die Ausatmung erfolgt von allein. Jetzt folgen die nächsten 30 Kompressionen. Diesen Zyklus beibehalten, bis der Rettungsdienst eintrifft. Die Beatmung wird empfohlen, ist aber kein Muss.

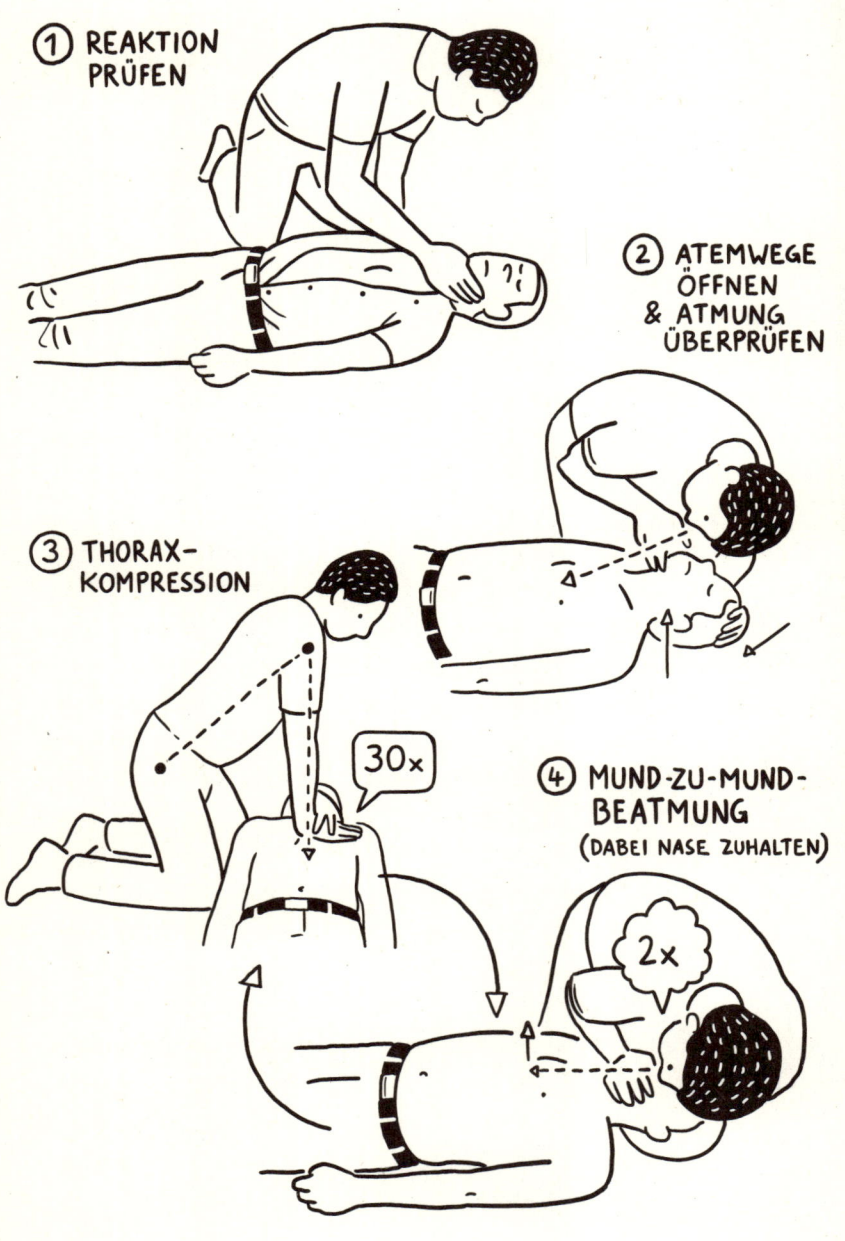

Im Blut ist genug Sauerstoff, um den Körper und vor allem das Gehirn noch ein paar Minuten zu versorgen. Wichtig ist, dass das Blut zirkuliert.

Bitte haben Sie keine Angst, etwas kaputtzumachen. Alles ist besser als ein unnötig verstorbener Mensch! Nicht nur zerrissene Klamotten, sondern auch Rippenbrüche gehören bei einer gelungenen Reanimation dazu, frotzeln Mediziner. Rippenbrüche heilen, ein totes Gehirn nicht. Wer in dieser Extremsituation Erste Hilfe leistet, muss nicht fürchten, später wegen solcher Schäden verklagt zu werden. Die Alternative, also das Nichtstun, wäre für den Betroffenen viel gefährlicher gewesen.

Aber machen wir uns nichts vor: Eine Beschreibung in einem Buch versetzt niemanden in die Lage, im Notfall alles richtig zu machen. Auch lassen sich auf wenigen Seiten nicht alle Eventualitäten beschreiben. Wer für solche Situationen gewappnet sein will, dem kann ich nur einen Erste-Hilfe-Kurs ans Herz legen. Viele Organisationen bieten diese gratis an. Sie haben schon einen Erste-Hilfe-Kurs absolviert, damals für den Führerschein? Sie sollten ihn auffrischen. Nach Jahren oder Jahrzehnten sind das dort vermittelte Wissen und die Übung weitgehend verblasst. Oder wissen Sie etwa noch alle Antworten auf die Abiturfragen? Die wurden Ihnen etwa in derselben Zeit gestellt.

Eine Anmerkung zur stabilen Seitenlage: Hier wird oft ein großes Tamtam darum gemacht, welcher Arm nun unter welches Körperteil gesteckt werden muss, ob der Patient nach links oder rechts oder erst hierhin, dann dorthin gerollt werden muss. Die Sache lässt sich einfacher angehen. Die stabile Seitenlage hat nämlich einen ganz bestimmten Sinn: Sie verhindert, dass Erbrochenes in die Lunge läuft, falls sich der Patient übergibt. Liegt der Betroffene auf dem Rücken, wäre das eine Gefahr. Damit Erbrochenes oder auch Blut nicht die Atemwege blockiert, sollte der Mund tiefer liegen als alles andere. Links oder rechts? Egal! Hauptsache, der Patient rollt nicht wieder auf den Rücken. Um ihn in der Position zu halten, kann man die Arme unter den Rumpf klemmen oder die Beine als Stützen anwinkeln. Aber bei Erster Hilfe gibt es keine B-Note, deshalb achtet niemand darauf, ob die Beine nun im perfekten Winkel gebeugt sind oder nicht.

Noch ein Filmklischee: Ist eine Adrenalinspritze ins Herz lebensrettend?

Nicht nur die Tanzszene in Quentin Tarantinos »Pulp Fiction« aus dem Jahr 1994 ist legendär. Erinnern Sie sich an die Adrenalinspritze? Mia Wallace (Uma Thurman) liegt auf dem Zimmerboden. Vincent Vega (John Travolta) kniet über ihr, zusammen mit seinem völlig verpeilten Dealer Lance (Eric Stoltz). Mia ist bewusstlos, sie atmet nicht. Der Dealer erzählt, es gebe nur eine Möglichkeit, sie jetzt noch zu retten: ihr eine Spritze mit Adrenalin direkt ins Herz zu jagen. Vincent zögert, zeichnet dann mit Filzstift einen kleinen Kreis auf Mias Brust und rammt die Nadel hinein. Die eben noch Bewusstlose springt auf. Vollkommen verrückt? Nur ein bisschen.

Ist das Herz stehengeblieben, spritzen Ärzte tatsächlich Adrenalin. Das Stresshormon soll die Muskelzellen des Herzens wieder zum Schlagen bringen. Allerdings rammen Profis so gut wie nie Spritzen direkt ins Herz. Sie injizieren das Adrenalin in eine Vene. Mithilfe der Herzdruckmassage, die das Blut im Körper kreisen lässt, gelangt der Botenstoff auch in die Herzkammern. Ärzte sind recht geschickt darin, auch in schwierigen Fällen noch eine Vene zu entdecken. Zur Not nehmen sie eine Halsvene. Hat auch die sich völlig versteckt, spritzen sie das Adrenalin in einen Knochen, meist ins Schienbein, welches auch gut durchblutet wird (Im Knochenmark entstehen die Blutzellen, diese wollen ja auch in die Blutbahn gespült werden). Dafür rammen sie eine Stahlkanüle direkt unterm Knie in den Knochen: Zum Glück ist der Patient dabei bewusstlos!

Das Herz mit einer Spritze anzuvisieren, ist gefährlich. Wird die linke Herzkammer durchstochen, kann das Herz danach bluten. Aus dem Notfall Herzstillstand wird dann der Notfall Herzblutung.

Zur Pulp-Fiction-Szene ließe sich schon fragen, warum Vince keine Vene genutzt hat – als Junkie ist ihm die Lage dieser Blutgefäße sicher geläufig. Allerdings hätte er das Stresshormon dann ja noch per Herzdruckmassage ins Herz befördern müssen. Deren Fehlen ist der eigentliche große Schnitzer an der Szene, jedenfalls aus Medizinersicht: Die arme Mia ist schon lange bewusstlos. Vince hat sie so gefunden, ins Auto verfrachtet und zu seinem Dealer gebracht. Falls ihr Herz tatsächlich diese gesamte Zeit stillstand – und da sie nicht atmet, ist davon auszugehen –, wäre sie längst hirntot.

Koronare Herzkrankheit und Herzinfarkt: Der Konzertsaal brennt!

Konzertsäle sind beeindruckende Gebäude. Hohe Decken, aufsteigende Ränge: Alles ist darauf ausgerichtet, die Musik perfekt klingen zu lassen. Na ja, fast alles. Schließlich gibt es noch anderes zu beachten, wie etwa eine ausreichende Belüftung für Musiker und Publikum und den Brandschutz.

Das ist im Herzen ähnlich. Die kräftigen Herzkranzgefäße und ein dichtes Geflecht feinster Kapillaren sorgen dafür, dass die schwer arbeitenden Muskelzellen immer genug Sauerstoff zum Atmen haben. Und es gibt sogar einen Snack-Service am Platz. Will sagen: Wie überall im Körper kommen neben dem Sauerstoff auch noch Nährstoffe zum Herzen.

Bei einer *koronaren Herzkrankheit*, kurz KHK, versagt die Lüftung teilweise, die Luft wird stickig, worunter alle im Saal leiden. Der

Herzinfarkt, sozusagen die extreme Ausprägung der KHK, ist die größte Katastrophe: Ein Feuer ist ausgebrochen, es gibt massive Rauchentwicklung, sodass die Musiker und das Publikum zu ersticken drohen. Medizinisch gesprochen: Es gelangt kein Sauerstoff mehr zum Herzen.

Etwa sechs Millionen Menschen in Deutschland leben mit einer koronaren Herzkrankheit. Schätzungsweise 300 000 erleiden jährlich einen Infarkt.

Sind Herzkranzgefäße stark verengt, aber noch nicht völlig verschlossen, entsteht ein Druckgefühl (lateinisch: *angina*) bei Belastung oder in Stresssituationen in der Brust (lateinisch: *pectus*). Wenn man sich entspannt und zur Ruhe kommt, lässt der Druck wieder nach. *Angina pectoris* nennt man das: Brustenge. Bei einer *stabilen Angina pectoris* können Ärzte Medikamente verschreiben, die das Infarktrisiko senken. Auch kann je nach Ergebnis von Untersuchungen unter körperlicher Belastung, also einem schnelleren Herzschlag, eine Herzkatheteruntersuchung empfohlen werden. Stabile Angina pectoris bedeutet: Das Befinden des Betroffenen ist okay, solange er sich nicht über ein bestimmtes Maß hinaus anstrengt oder ärgert. Auch Kälte kann die Anfälle triggern, wie beim Thema Schneeschippen bereits erläutert. Dann hat der Patient dieses Druckgefühl oder auch mal Schmerzen, welche aber oft von selbst wieder abklingen. Wenn nicht, nutzt man Nitroglycerin-Spray.

Nitroglycerin kennen Sie vermutlich in einem ganz anderen Zusammenhang: Es ist ein bekannter Sprengstoff, und zwar der, mit dem der Stifter der berühmten Nobelpreise, Alfred Nobel, zum Millionär wurde. Mit Nitroglycerin lassen sich jedoch nicht nur Löcher in Wände sprengen, sondern auch Blutgefäße weiten. Die Substanz sorgt dafür, dass in den Blutgefäßen Stickstoffmonoxid freigesetzt wird, und das wirkt gefäßerweiternd. Somit kommt wieder mehr Sauerstoff am Herzen an und das Druckgefühl schwindet, da ja der Sauerstoffmangel über die nun medikamentös erweiterten Zuleitungen ausgeglichen werden kann. Leidet jemand unter einer stabilen Angina pectoris, ist es sehr zu empfehlen, das Herz jetzt nicht mehr durch Rauchen in Zusatzstress zu versetzen, etwas Sport zu treiben und sich gesund zu ernähren.

Neben der stabilen existiert auch die *instabile Angina pectoris*: Sie ist sozusagen die letzte Vorstufe zu einem Infarkt. Ein Herzkranzgefäß ist so stark verengt oder verstopft, dass die Beschwerden nun auch bei geringerer Belastung, möglicherweise sogar bei völliger Entspannung auftreten. Möglich ist auch, dass sie deutlich länger anhalten und intensiver sind. Nitroglycerin wirkt nun nicht mehr so gut, und die Gefahr eines Infarkts ist groß.

Zu diesem kommt es, sobald ein Herzkranzgefäß entweder größtenteils oder komplett verschlossen ist. Die Ursache der Verengung kennen wir bereits: Durch eine Arterienverkalkung sind die Gefäße verengt, und in ihren Wänden toben ständige Entzündungen infolge von Fettablagerungen und Schädigungen der Gefäßwand. Sie können die Arterienwand ganz plötzlich reißen lassen, sodass das Blut direkt über das Bindegewebe der mittleren oder äußeren Gefäßwand strömt. Blutplättchen stürzen sich sofort auf diese Stelle. Sie verklumpen und verschließen so den Riss, den sie für eine Wunde halten. Leider verschlimmern sie dadurch die Situation. Denn das Blutgerinnsel, das sie bilden, blockiert auch die Arterie. Teile des Herzens werden nicht mehr durchblutet.

Betroffene spüren während eines Infarkts oft starke Schmerzen in der Brust, die in verschiedene Richtungen ausstrahlen. Das Herz fühlt sich eingeschnürt an. Atemnot, Übelkeit und Erbrechen sind weitere Symptome. Und Todesangst. Wie bereits erwähnt haben Frauen auch mal eher untypische Beschwerden wie Schmerzen im Oberbauch. Etwa einer von fünf Infarkten verläuft unbemerkt. Insbesondere bei Diabetikern kommt es zu den sogenannten stillen Infarkten. Obwohl die typischen Symptome ausbleiben, die Betroffene und Ärzte sofort an einen Infarkt denken lassen, ist die stumme Variante nicht weniger gefährlich.

Herzzellen halten bei fehlender Sauerstoffversorgung zwar deutlich länger durch als Hirnzellen, aber auch hier sterben nach etwa einer halben Stunde die ersten ab. Deshalb zählt bei einem Infarkt jede Minute. Gelingt es, die verschlossenen Herzkranzgefäße innerhalb der ersten zwei Stunden wieder zu öffnen, steigt die Chance, dass sich die betroffene Herzregion wieder erholt.

Ärzte beseitigen den Engpass mit einem Herzkatheter. Hierfür wird ein kleiner Schlauch über eine Arterie, meist von der Leiste oder dem Handgelenk ausgehend, zum Herzen vorgeschoben. Über diesen Schlauch können sie einen Draht durch den Verschluss lenken. Dann pumpen sie einen Ballon auf, welcher ebenfalls über die entsprechenden Instrumente an der Engstelle platziert wird, sodass das Gefäß wieder gedehnt wird. Zum Teil wird hier gewaltiger Druck ausgeübt – bis zu 25 bar –, um auch schwere Verkalkungen wieder »aufzusprengen«. Zum Vergleich: Autoreifen liegen bei weniger als vier bar. In die nun gedehnte Engstelle schieben die Ärzte einen *Stent*, ein Röhrchen aus einem feinmaschigen Drahtgitter. Es sorgt dafür, dass das Gefäß offen bleibt, damit wieder das gesamte Herz durchblutet wird.

Überraschenderweise ist die Gefahr eines Infarkts nicht zu jeder Tageszeit gleich groß. Zwischen 6 und 12 Uhr morgens ereignen sich deutlich mehr Infarkte als zu anderen Tageszeiten. Das gilt auch für das Risiko von Schlaganfällen und des plötzlichen Herztods. Man hat noch nicht endgültig geklärt, woran das liegt. Wahrscheinlich spielen Botenstoffe, die nicht zu jeder Tageszeit in gleicher Menge ausgeschüttet werden, dabei ebenso eine Rolle wie die mit der Tageszeit schwankenden Werte bei Blutdruck und Puls. Die Blutplättchen, die durch ihren Übereifer einen Infarkt auslösen können, zeigen gegen neun Uhr morgens die größte Aktivität.

Wissen Sie, in welchen Ländern besonders viele Menschen frühzeitig an Herzkreislaufkrankheiten wie einem Infarkt sterben? Zwar zählen diese Krankheiten weltweit zu den häufigsten Todesursachen, das größte Problem sind sie heutzutage jedoch in Osteuropa und Zentralasien, etwa in Kasachstan und Usbekistan. In den Sechzigern aber gab es ein anderes Land ganz oben auf dieser traurigen Liste: Finnland. Besonders in einer Region im Osten des Landes, Südkarelien, starben sehr viele Männer vor ihrem 65. Lebensjahr an einem Infarkt. Das Nordkarelien-Projekt, das in den Siebzigern begann, ist ein Stück Medizingeschichte. Wissenschaftler entwickelten ein Programm, um die Menschen in dem Landstrich davon zu überzeugen, sich mehr zu bewegen, mit dem Rauchen aufzuhören, statt Butter Margarine auf ihr Brot zu schmieren, mehr Gemüse und Obst zu essen und beim Kochen Pflanzenöl zu verwenden. Klingt schwierig? Ist den Finnen aber gelungen. 1972 rauchte die Hälfte der Männer mittleren Alters in der Region, 1997 nur noch ein Drittel. Viele Menschen in Karelien stellten ihre Ernährung um und bewegten sich mehr. Das schlug sich nicht nur darin nieder, dass der durchschnittliche Cholesterinspiegel sank. Auch die Zahl der Herzinfarkte ging merklich zurück. Einer der führenden Köpfe des Projekts, Pekke Puska, meint: Wir wissen schon so viel über das Verhindern chronischer Krankheiten, dass die Frage nicht mehr lautet: »Was sollten wir tun?«, sondern: »Wie sollten wir es tun?« – wie lässt sich dieses Wissen am besten in den Alltag übertragen?

Herzschwäche: Mein müdes Herz

Im Konzertsaal ist es zu still. Der Blick in die Runde zeigt, dass die Hälfte der Musiker fehlt. Ihre Plätze sind unbesetzt. Die Melodie ist zögerlich und leise. Eine Herzschwäche. Warum nehmen so viele ihren Platz nicht ein? Unsere Herzmuskelzellen können bei guten

Bedingungen ein Leben lang halten. Gehen sie jedoch frühzeitig zugrunde, werden sie nicht unbedingt ersetzt. Das Herz hat nur eine begrenzte Fähigkeit, sich zu regenerieren.

In Deutschland kommen jährlich etwa 400 000 Patienten wegen einer Herzschwäche ins Krankenhaus. Das ist somit der häufigste Grund für eine Krankenhausaufnahme in Deutschland (strenggenommen ist es die Entbindung, jedoch ist diese mit Sicherheit nicht zu den Krankheiten zu zählen, sodass die Herzschwäche Platz eins der krankheitsbedingten Krankenhausaufnahmen einnimmt). Bei der systolischen Herzschwäche, auch Herzinsuffizienz genannt, ziehen sich die Herzkammern nicht mehr so kräftig zusammen. Normalerweise pumpen die Kammern mit einem Schlag etwa 60 Prozent ihres Inhalts in die Hauptschlagader. Bei einer Herzschwäche sind es definitionsgemäß weniger als 55 und mit zunehmendem Schweregrad natürlich immer weniger.

Wie es sich auswirkt, wenn zu wenig Blut in den Kreislauf kommt, wissen wir schon: Man ist dauermüde und schwach. Der Mangel an sauerstoffreichem Blut färbt die Lippen blau. Mindestens genauso problematisch ist jedoch der Stau, der vor der linken Herzkammer entsteht, weil diese sich nicht ausreichend leert. Das Blut drückt zurück Richtung Lunge, dort kann der wässrige Anteil bei zunehmendem Druck aus den Gefäßen austreten und in die Lungenbläschen schwemmen. Dadurch stockt die Atmung, der Atem rasselt – das Lungenödem ist ein medizinischer Notfall. Die Flüssigkeit kann zudem in die Lungenhöhle wandern. Auch in den Beinen kann sich das Blut stauen – meist schwellen zuerst die Knöchel an. Kommt es zum Blutstau im Bauchraum, werden die Nährstoffe vom Darm nicht mehr richtig abtransportiert. Betroffene verlieren den Appetit und leiden unter Völlegefühl. Das kann sogar dazu führen, dass jemand stark abnimmt.

Die zweite Form der Herzschwäche ist die diastolische: Die Kammern füllen sich nicht vernünftig. Meist liegt das daran, dass sich die Herzwand als Folge eines ständigen Bluthochdrucks verdickt und dabei ihre Beweglichkeit und Elastizität verloren hat. In seltenen Fällen ist diese Form der Herzschwäche angeboren oder die Folge eines Blutkrebses. Die Beschwerden unterscheiden sich nicht von denen der systolischen Schwäche.

Allerdings gibt es einen großen Unterschied bei der Behandlung: Bestehen die Probleme bei der Füllung, lässt sich leider kaum etwas ausrichten. Entwässernde Medikamente helfen, die Stauung des Blutes etwas zu reduzieren. Doch die Betroffenen leiden unter anderem immer wieder unter Luftnot, wenn sich das Blut zu stark in Richtung Lunge staut. Eine Therapie, die das Problem beim Schopfe packt, also die Ursache beseitigt, ist bisher nicht gefunden. Liegt das Problem dagegen bei der Auswurfkraft des Herzens, so hilft eine Palette verschiedener Medikamente, die Pumpe zu stärken. Ist die Herzschwäche durch eine koronare Herzerkrankung bedingt, also durch eine Minderversorgung des Herzens mit Sauerstoff, sollte versucht werden, die Durchblutung wieder zu verbessern (mehr dazu in Kapitel 9).

Schlaganfall

Stimmt etwas nicht mit dem Herz-Orchester, wirkt sich das auch auf die Zuschauer aus. Einer der aufmerksamsten von ihnen ist, wie wir schon wissen, das Gehirn. Es reagiert als erstes und besonders empfindlich auf Störungen der Herzenssinfonie.

Ein 57-jähriger, zuvor gesunder Mann wacht mit leichten Schmerzen im rechten Arm auf, zusätzlich hat er ein Schwächegefühl im Gesicht. Er fühlt sich leicht verwirrt, fährt jedoch zur Arbeit. Dort fällt den Kollegen auf, dass er Probleme beim Sprechen hat, ihm fallen die richtigen Wörter nicht ein. Schließlich geht er in die Notaufnahme des Universitätskrankenhauses in Worcester,

Massachusetts. Seine Wortfindungsstörungen verschwinden zwar, während die Ärzte ihn untersuchen. Doch sein Sprachrhythmus hat sich verändert: Der Mann spricht jetzt mit einem finnischen Akzent. Der Patient ist im US-Bundesstaat Massachusetts geboren und aufgewachsen, bis zu diesem Morgen sprach er mit dem typischen Akzent der Region. Seine Eltern stammen aus Finnland, er ist zweimal in das Land gereist, aber er spricht Finnisch nicht fließend.

Der Blutdruck des Mannes liegt bei 229 zu 77 mmHg, also viel zu hoch. Sein Herz schlägt unregelmäßig, er leidet unter Vorhofflimmern. Ein Hirnscan offenbart, dass der Mann einen Schlaganfall hatte. Ein Teil seines Gehirns wurde zeitweilig nicht ausreichend durchblutet. Mithilfe von Gerinnungshemmern lösen die Ärzte die Gefäßblockade, die dafür verantwortlich ist. In den kommenden Wochen erholt sich der Patient, auch sein normales Sprachmuster kehrt zurück.

Ein Schlaganfall kann die unterschiedlichsten Auswirkungen haben. Dass jemand plötzlich mit einem anderen Akzent spricht oder sich sogar einer anderen Sprache bedient, ist eine sehr seltene Folge. Vielleicht haben sie schon einmal gehört, dass jemand nach einem Schlaganfall plötzlich eine Fremdsprache fließend gesprochen hat, die er vorher nicht beherrschte? Das ist ein Mythos. Wenn man kurz darüber nachdenkt, kann das auch nicht stimmen: Wie sollte man durch das Absterben von Hirnzellen neues Wissen erwerben? Es kommt jedoch vor, dass Menschen, die mehrere Sprachen beherrschen, sich nach einem Schlaganfall nur noch in einer davon ausdrücken können. Sogar die Persönlichkeit kann sich durch einen Schlaganfall verändern, wenn bestimmte Hirnbereiche betroffen sind.

Typische Symptome eines Schlaganfalls sind Lähmungen auf einer Seite des Körpers. Dies kann auch dazu führen, dass eine Gesichtshälfte erschlafft. Ebenso können sich ein Arm, ein Bein oder eben eine Gesichtshälfte taub anfühlen. Betroffene haben meist ein plötzliches Schwächegefühl. Extreme Kopfschmerzen, Störungen beim Sprechen, Hören und Sehen sowie Schwindel können auftreten, ebenso eine Ohnmacht.

Jedes Jahr erleiden in Deutschland schätzungsweise 200 000 Menschen erstmals einen Schlaganfall, weitere 70 000 trifft es zum wiederholten Mal. Jährlich sterben hierzulande etwa 60 000 Menschen aufgrund eines Schlaganfalls oder anderer Krankheiten, die mit dem Gefäßsystem in Gehirn zusammenhängen.

Bei vier von fünf Schlaganfällen ist die Durchblutung im Gehirn beeinträchtigt – beispielsweise durch ein Blutgerinnsel, das anderswo im Körper entstanden ist, vom Herzen in die Hirnarterien gespült wurde und ein Gefäß verschließt. Oder eine Ader im Gehirn selbst hat sich durch Arterienverkalkung stark verengt oder verschlossen. In einem Fünftel der Fälle löst eine Blutung im Gehirn den Schlaganfall aus: Ein Aneurysma, eine Aussackung einer Arterie, ist gerissen, sodass nun Blut austritt.

Dass Vorhofflimmern ein Risikofaktor für den Schlaganfall ist, haben wir schon erfahren. Ebenso erhöht ein Loch in der Vorhofscheidewand die Gefahr. Deshalb überprüfen Ärzte nach einem Schlaganfall den Zustand dieser Wand, wenn sie keine andere Ursache finden konnten.

Verkalkungen und Verengungen in den Halsschlagadern sind für rund ein Fünftel der Schlaganfälle verantwortlich. Lösen sich Teile einer Ablagerung, werden diese mit dem Blutfluss sofort ins Gehirn geschwemmt. Ärzte können die Verkalkungen vorsorglich operativ entfernen, *Thrombendarteriektomie* nennt sich das Verfahren. Ist die OP nicht möglich, weil der Patient zum Beispiel so krank ist, dass er den Eingriff eventuell nicht übersteht, setzen Mediziner einen Stent in die Halsschlagader ein. Beides senkt das Schlaganfallrisiko.

Ein Sonderfall des Schlaganfalls ist die sogenannte TIA, die *transitorisch ischämische Attacke*. Sie hat ähnliche Symptome wie ein echter Schlaganfall, die Beschwerden sind jedoch nur vorübergehend (*transitorisch*) und Betroffene erholen sich komplett. Trotzdem ist auch die TIA unbedingt ein Fall für den Arzt. Unter anderem gilt es herauszufinden, ob ein Vorhofflimmern vorliegt, um einen echten Schlaganfall zu verhindern.

Gerade beim Schlaganfall ist es wichtig, schnell zu handeln; er ist der zeitkritischste Notfall der Medizin. Je eher Ärzte eingreifen, desto besser stehen die Chancen auf Erholung. Kommt der Betroffene innerhalb der ersten viereinhalb Stunden nach dem Beginn der Symptome in die Klinik, erhält er stark blutverdünnende Medikamente oder das Gerinnsel wird mithilfe eines Katheters abgesaugt. Ist diese kritische Zeitperiode bereits verstrichen, helfen beide Behandlungen leider nicht mehr. Im Gegenteil: Würde das Gefäß im bereits abgestorbenen Bereich des Gehirns nun plötzlich wieder gut durchblutet, könnte es nachgeben und so eine Hirnblutung auslösen.

Wie erkennt man einen Schlaganfall?

Mit einem ganz einfachen Test, dem sogenannten »Fast«-Test, können auch Laien die Wahrscheinlichkeit einschätzen, ob jemand einen Schlaganfall erlitten hat.

»F« wie »Face«, also Gesicht: Bitten Sie den Betroffenen zu lächeln. Verzieht sich das Gesicht bei dem Versuch? Hängt ein Mundwinkel weiter herunter? Das deutet auf eine halbseitige Lähmung und damit auf einen Schlaganfall hin.

»A« wie »Arm«: Bitten Sie den Betroffenen, beide Hände nach vorn zu strecken, anzuheben und dabei die Handflächen nach oben zu drehen. Falls dies nicht gelingt, sondern ein Arm nicht gehoben werden kann oder wieder absinkt, ist das ein weiteres klares Indiz für einen Schlaganfall.

»S« wie »Speech«: Sagen Sie einen einfachen Satz und bitten Sie den Betroffenen, diesen zu wiederholen. Klingt die Sprache verwaschen oder ist die Person außerstande, Ihnen nachzusprechen? Das sind weitere, eindeutige Anzeichen.

»T« wie »Time«, also Zeit. Sie können sich aber ebenso »T« wie »Telefon« merken: Denn falls Sie Anzeichen für einen Schlaganfall registriert haben, ist es nun an der Zeit, unverzüglich zum Telefon zu greifen, die 112 zu wählen und Hilfe zu rufen.

Eine Zeitlang dachten Ärzte, sie hätten ein wunderbares Mittel gefunden, um Schlaganfällen vorzubeugen. Unter den vielen Substanzen, die im Blut schwimmen, findet sich auch das sogenannte *Homocystein*, das bei Stoffwechselvorgängen im Körper produziert wird. Hohe Homocysteinwerte gehen mit einem höheren Risiko für Schlaganfälle einher. Nimmt man einen Mix aus Folsäure und B-Vitaminen ein, verringert sich der Homocystein-Spiegel. Doch die nachfolgenden großen Studien enttäuschten: Die Vitaminkur senkte bloß den Blutwert, aber nicht die Zahl der Schlaganfälle. Für Herzinfarkte berichteten Forscher ähnliches. Ein Beispiel dafür, wie wichtig es ist, nicht bloß Blutwerte im Blick zu haben, sondern Menschen!

Was hilft nun wirklich, einem Schlaganfall vorzubeugen? Sie ahnen es vermutlich schon: nicht rauchen, eine gesunde Ernährung, viel Bewegung und Alkohol nur in Maßen sind die Grundbausteine. Dazu kommt, vorliegende Krankheiten wie Bluthochdruck, Vorhofflimmern oder Diabetes behandeln zu lassen. Das gibt zwar auch alles zusammen keine hundertprozentige Sicherheit, aber es hilft, die Gefahr möglichst klein zu halten.

Film-Check: Drohen mit der Luftspritze

Vermutlich haben Sie auch schon mal einen Krimi gelesen oder einen Thriller gesehen, in dem jemand mittels einer Spritze voller

Luft getötet wurde, die der Mörder ihm injiziert hat. Tatsächlich können Luftblasen im Herzen oder in den Arterien tödlich sein. Denn sie können den Blutfluss in einem Gefäß zum Erliegen bringen. Befindet sich eine Luftblase in einer Arterie, treibt sie im Strom, bis sie in den enger werdenden Gefäßen eine Stelle erreicht, die sie komplett ausfüllt. Dann stoppt sie den Blutfluss genauso wie ein festes Gerinnsel. Geschieht dies in einer Hirnarterie, löst das einen Schlaganfall aus.

Würde man eine größere Luftblase in eine Vene spritzen, würde diese bis in den rechten Vorhof treiben – und diesen teilweise oder ganz lahmlegen. Denn wenn der Vorhof sich zusammenzieht, um seinen Inhalt in die Herzkammer zu befördern, verhält sich die Luft ganz anders als das Blut: Sie komprimiert, sie zieht sich zusammen, anstatt sich wie das Blut Richtung Kammer drücken zu lassen. Der rechte Vorhof wird die Blase also nicht los, sondern drückt immer nur hilflos auf der Luft herum. So pumpt er entsprechend weniger Blut: Wie bei einer Herzschwäche staut sich das Blut zurück in den Körper, während dieser nicht genug Sauerstoff erhält. Möglich ist auch, dass die Kräfte des Vorhofs ein paar kleinere Bläschen lösen und in den Kreislauf wirbeln – wo sie dann Gefäße verstopfen.

Einige Ärzte schätzen, dass 20 Milliliter Luft in einer Spritze schon gefährlich sein können, andere meinen, dass zwischen 200 und 500 Milliliter Luft nötig wären, um jemanden garantiert mit einer Luftinjektion zu töten. Der Mörder bräuchte also eine gewaltige Spritze!

Luft in den Blutgefäßen ist jedoch auch das Problem bei der Taucherkrankheit. Sie setzt ein, wenn Taucher zu schnell aufsteigen. Durch die Druckunterschiede kann vorher im Blut gelöster Stickstoff sich zu Gasblasen formen. Je nachdem, wie viele Bläschen entstehen und wo sie Gefäße verstopfen, verläuft die Taucherkrankheit vergleichsweise mild mit Juckreiz und Schmerzen oder wird sehr gefährlich – mit Ohnmacht und Atemstillstand. Auch können

Gefäße in der Lunge durch die Blasen aufreißen. Eine schwere Taucherkrankheit kann sogar zum Tod führen. Die sofortige Gabe von Sauerstoff hilft, die Taucherkrankheit zu bekämpfen. Bei schwereren Fällen werden Betroffene zusätzlich, wenn möglich, in eine Überdruckkammer gebracht, wo dann mit allmählichem Druckabbau ein langsames Auftauchen simuliert wird.

Kapitel 9

Die Klempner

Von Kollegen werden die Kardiologen und Herzchirurgen gerne scherzhaft oder respektlos als »Koronarklempner« bezeichnet, die für das grobmotorische Reinigen verstopfter Rohrleitungen, also der Herzkranzgefäße, oder das Verlegen von Umgehungsrohrleitungen, also von Bypässen, zuständig seien. Daraus spricht möglicherweise blanker Neid auf die Fortschritte und Möglichkeiten der Herzmedizin. Denn Ärzte können das Herz heute schon in erstaunlicher Weise reparieren. Und die fortschrittlichen Methoden der Kardiologie, die nur mittels kleiner, sogenannter minimal-invasiver Zugangswege in den Körper große Probleme am Herzen lösen können, waren ja auch einer der Gründe für meine Berufswahl.

Auf diese Methoden sind wir im letzten Kapitel bereits eingegangen. Aber wie funktioniert eine Herz-OP wie zum Beispiel das Legen eines Bypasses nun genau? Und wie verläuft eine Transplantation? Welche Eingriffe werden sogar schon bei Ungeborenen im Mutterleib vorgenommen, die sonst mit einem Herzfehler zur Welt kämen? Im folgenden Kapitel erkläre ich nicht nur die OPs, sondern auch, welche Prothesen es fürs Herz gibt und was wahrscheinlich in ein paar Jahren möglich sein wird. Am offenen Herzen operieren? Was für die Patienten beängstigend klingt, ist für die Mediziner inzwischen (anspruchsvolle) Routine. Rund 128 000 OPs haben Herzchirurgen 2015 in Deutschland vorgenommen. Bei etwa 52 000 Patienten haben sie einen oder gleich mehrere Bypässe gelegt, damit der Herzmuskel wieder gut durchblutet wird. Rund 32 000 Mal ersetzten oder reparierten sie eine Herzklappe. Diese beiden häufigsten Eingriffe schauen wir uns genauer an.

Setzen Ärzte eine neue Herzklappe ein oder legen einen aufwendigeren Bypass, müssen sie das Herz stilllegen. Schließlich operiert es sich schlecht, wenn der Patient ständig hin und her hüpft, wie es ein schlagendes Herz tut. Nur in manchen Fällen ist es möglich, dass Ärzte einen Bypass legen, ohne das Herz stillzulegen, was die OP enorm vereinfacht.

Das Herz koordiniert seine Bewegungsabläufe mithilfe elektrischer Ströme. Die Herzmuskelzellen erzeugen diese, indem sie geladene Teilchen in sich einströmen lassen oder ausspucken. Wollen Ärzte das Herz lahmlegen, spritzen sie eine Flüssigkeit in die Herzkranzgefäße, die große Mengen Kalium und Magnesium enthält: In diesem Umfeld können die Herzzellen nicht mehr vernünftig arbeiten, sie erzeugen keine Ströme mehr, die Pumpe bleibt stehen. Zusätzlich ist die Flüssigkeit sehr kalt, was alle Stoffwechselprozesse drosselt. Dadurch erträgt das Organ eine längere Zeit ohne aktive Durchblutung. Ich habe hier immer versucht, daran zu denken, dass wir ja auch Lebensmittel in den Kühlschrank stellen, damit diese länger haltbar bleiben. Das Prinzip ist tatsächlich dasselbe: der langsamer ablaufende Stoffwechsel. Dieser Verlangsamung bedienen sich übrigens auch alle Tiere, die Winterschlaf halten. Denn ein extrem verlangsamter Stoffwechsel braucht natürlich auch entsprechend weniger Energie, kann also viel länger von den Reserven leben.

Den Job des Herzens übernimmt während so einer Operation eine Herzlungenmaschine. Das Blut wird über eine Kanüle aus den Venen vor dem rechten Vorhof oder dem Vorhof selbst in die Maschine geleitet. Dort fließt es an einer dünnen Membran entlang, die die Aufgabe der Lungen übernimmt: Das Blut sättigt sich hier mit Sauerstoff. Anschließend landet das Blut über eine Kanüle wieder im Körper, nämlich direkt in der Aorta. Eine Pumpe in der Herzlungenmaschine sorgt dafür, dass das Blut stetig kreist.

Blutplättchen und weitere Gerinnungsstoffe sind leider sehr fixiert auf ordentliche Gefäßwände. Beim Kontakt mit dem fremdartigen Material in der Herzlungenmaschine nehmen sie sofort an, dass hier eine Wunde verschlossen werden muss: Sie heften sich an und setzen einen Gerinnungsprozess in Gang. Um dies hinauszuzögern, bekommen Patienten vor der Operation eine großzügige Dosis Gerinnungshemmer verabreicht. Zusätzlich filtert die

Maschine ständig die sich bildenden Gerinnsel aus dem Blut. Weil die Reise durch die Herzlungenmaschine turbulenter verläuft als durchs Herz, kann es Blutzellen in den Strömungen außerdem buchstäblich zerreißen. Ebenso kann sich Schaum bilden. Entstehen dabei Luftblasen, wird es ebenfalls gefährlich, weil sie – siehe oben – ein Gefäß verschließen können. Zerstörte Blutzellen, Luftblasen und Gerinnsel: Eine Operation mit Herzlungenmaschine ist auf jeden Fall eine extreme Belastung. Ein Teil der ohnehin schwerkranken Patienten erleidet während der OP einen Schlaganfall oder Infarkt, etwa einer von hundert stirbt im Rahmen des Eingriffs.

Bei manchen Betroffenen ist die OP von vornherein zu riskant, um sie noch zu wagen. Ist die Hauptschlagader schon stark verkalkt, Ärzte nennen das *Porzellanaorta*, ist die Gefahr zu groß, die Herzlungenmaschine anzuschließen. Durch die Einführung der Kanüle in ein derart verkalktes Gefäß können sich während der OP Ablagerungen lösen und mit dem Blutstrom ins Gehirn gelangen, wo sie dann einen Schlaganfall auslösen. Hat jemand eine Porzellanaorta, sind nur Eingriffe mit einem Katheter möglich, der durch die Gefäße geschoben wird. Eine große Herzoperation aber ist tabu.

So eine Herzlungenmaschine mit allen notwendigen Mechanismen zu erfinden, war schon ein ziemlicher Geniestreich – und eine Grundvoraussetzung für eigentlich alle heute gängigen Herzoperationen. Allerdings ist die Maschine, wie ich finde, immer noch vergleichsweise simpel im Vergleich zu dem, was der »Ingenieur« namens Evolution sich so alles ausgedacht hat.

Bypass: Bitte hier entlang

Sind Herzkranzgefäße stark verengt, steuern Ärzte, wenn möglich, erst mit Medikamenten gegen. Im nächsten Schritt versuchen sie, das Gefäß mit einem Ballonkatheter zu weiten und durch einen Stent offenzuhalten. Diese Methoden kennen wir schon. Manchmal hilft das jedoch alles nicht mehr – beispielsweise, wenn eine der Herzarterien gleich mehrere Engpässe hintereinander hat oder wenn mehrere der großen Gefäße betroffen sind. Da Ärzte nicht das ganze Herz mit Stents »verdrahten« können, entscheiden sie sich dann dafür, eine Umgehungsstraße (englisch *bypass*) zu eröffnen, also den Verkehr an den Engstellen vorbeizuleiten. Manchmal legen sie in einer OP sogar mehrere Bypässe.

Das Baumaterial nehmen die Chirurgen aus dem Körper. Oft verwenden sie dafür die zwei Brustwandarterien, die auf der Innenseite der Rippen verlaufen. Sie werden von der Innenseite des Brustkorbs abgelöst und dann an ein Herzkranzgefäß angeschlossen. Die Rippenarterien, die direkt unterhalb der Rippen verlaufen, übernehmen dann die Blutversorgung des Brustkorbs. Reichen die Brustwandarterien nicht, greifen die Ärzte meist zusätzlich auf ein Gefäß aus dem Unterarm zurück. Es kann eine der beiden Unterarmarterien entnommen werden, ohne die Blutversorgung der Hand zu gefährden. Diese Umleitungen werden an die Aorta genäht sowie an das verstopfe Herzkranzgefäß, wo die Verbindung selbstverständlich hinter der Engstelle platziert wird.

Früher haben Chirurgen meist Beinvenen als Überbrückungsmaterial genutzt. Doch inzwischen weiß man, dass diese nach der Bypass-OP deutlich häufiger und schneller als Arterien verkalken. Deshalb verpflanzen die Ärzte jetzt lieber Arterien. Venen sind heutzutage nur zweite Wahl. Leider dauert es in der Medizin manchmal ein wenig, bis sich solche nicht ganz unwesentlichen Erkenntnisse abzeichnen und dann auch durchsetzen.

Bypässe können auch an anderen Stellen des Körpers Engstellen überbrücken. Unter anderem führen Ärzte den Eingriff bei der Schaufensterkrankheit durch, bei der die Beinarterien verengt sind. Ebenso können Neurochirurgen heutzutage Bypässe am Gehirn operieren. Hier gibt es beeindruckende Möglichkeiten, auch längere Strecken zu überbrücken. Besonders staunen musste ich über die Möglichkeit, mit speziellen Kunststoffröhrchen Blut aus der Arterie der Achselregion (*Arteria axillaris*) bis in die Becken- und Beinregion umzuleiten. Klingt ziemlich verrückt, aber ich habe im praktischen Jahr, dem letzten Abschnitt des Studiums, mal so eine Operation mitverfolgen können. Und der Chirurg, welcher dieses Kunststoffrohr unter der Haut entlang »verlegte«, erinnerte mich in der Tat sehr an einen Klempner beim Anschließen der Waschmaschine.

Selbst eine komplikationsfreie Bypass-OP am Herzen ist für den Patienten eine starke Belastung. Für den Eingriff müssen die Chirurgen das Brustbein durchtrennen. Es dauert etwa zehn bis zwölf Wochen, bis es wieder verheilt ist. In den ersten Wochen sind deshalb sogar Niesen und Husten extrem schmerzhaft – auch wenn die Patienten ihren Brustkorb und ihr Brustbein dabei wie empfohlen unterstützend umklammern. Schweres Heben ist erst einmal genauso verboten wie eine Drehung nach hinten im Sitzen, wie man sie zum Beispiel beim Schulterblick am Steuer vollzieht. Deshalb raten Ärzte ihren Patienten unter anderem, die ersten sechs Wochen nach der OP nicht selbst Auto zu fahren. Die Liste ist noch länger – aber im Ernstfall bespricht dies ja auch jeder mit seinem Arzt.

Herzklappenersatz: Neue Ventile

Vier Herzklappen sorgen unermüdlich dafür, dass das Blut in die richtige Richtung strömt. Sie verschließen der Flüssigkeit den Weg zurück, wenn diese nach der Pumpbewegung die Vorhöfe beziehungsweise die Kammern passiert hat. Die Klappen zwischen den Vorhöfen und Kammern nennt man Segelklappen, die zwischen

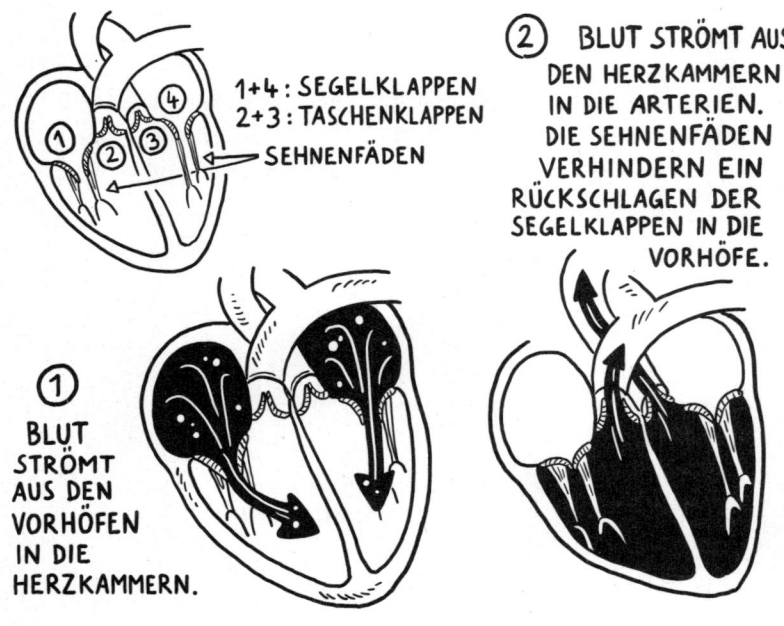

1+4 : SEGELKLAPPEN
2+3 : TASCHENKLAPPEN

SEHNENFÄDEN

② BLUT STRÖMT AUS DEN HERZKAMMERN IN DIE ARTERIEN. DIE SEHNENFÄDEN VERHINDERN EIN RÜCKSCHLAGEN DER SEGELKLAPPEN IN DIE VORHÖFE.

① BLUT STRÖMT AUS DEN VORHÖFEN IN DIE HERZKAMMERN.

Kammern und Schlagadern heißen Taschenklappen. Übrigens noch für die technisch Interessierten: Es handelt sich bei Herzklappen um Rückschlagventile; der aufgrund der Pumpmechanik auftretende Rückstrom führt also zum Schließen des Ventils.

Da das Herz im Laufe eines Lebens mehrere Milliarden Mal schlägt, öffnen und schließen sich auch die Klappen Milliarden von Malen. Meist schaffen sie das ohne jede Form von Wartung. Aber nicht immer. Einige Kinder kommen bereits mit Herzklappenfehlern auf die Welt, welche Chirurgen durch eine Operation beheben müssen. Bei anderen Patienten zerstört eine Entzündung, die *Endokarditis*, die wichtigen Ventile. Ebenso können die Herzklappen im Laufe des Lebens verschleißen und deshalb irgendwann nicht mehr richtig schließen. Dies passiert häufiger in der linken Herzhälfte, weil dort ein höherer Druck herrscht.

Für das Herz bedeutet eine nicht ordentlich schließende Klappe ständige Mehrarbeit. Ich habe mir das im Studium immer so klargemacht, dass bei einer Undichtigkeit ja ungefähr die Hälfte des Bluts wieder zurück in die falsche Richtung fließt, sodass das Herz eben doppelt so viel arbeiten muss, um den gewohnten Fluss in die richtige Richtung aufrechtzuerhalten. Ist eine Klappe hingegen verengt, muss das Herz mit viel mehr Kraft gegen diese Verengung pumpen, damit weiterhin ausreichend Blut diese Verengung überwindet. Mit der Zeit kann es dadurch so erschöpft sein, dass eine Herzschwäche entsteht.

Muss eine stark undichte oder verengte Klappe komplett ersetzt werden, haben die Ärzte die Wahl zwischen einer mechanischen und einer biologischen Klappe. Leider sind beide Alternativen schlechter als das Original. Mechanische Klappen aus Metall oder Kohlenstoff sind sehr haltbar. Sie können im Prinzip ein Leben lang ihren Dienst verrichten. Doch der Körper kämpft gegen das fremde Material: Ständig können dort – ähnlich wie beim Fremdmaterial der Herzlungenmaschine – Gerinnsel entstehen. Wer eine mechanische Klappe erhält, muss deshalb dauerhaft blutverdünnende Medikamente nehmen. Müssten diese bei einer schweren Verletzung abgesetzt werden, um ein Verbluten zu verhindern, droht sofort ein Schlaganfall. Außerdem ist das Geräusch der mechanischen Klappen hörbar, was die Patienten auf Dauer ganz schön irre machen kann. Bei ein paar Patienten habe ich das permanente Klappgeräusch sogar gehört, als ich ihnen lediglich gegenübersaß – ohne Stethoskop. Für den Arzt ist das zwar ganz praktisch, weil er gleich den Puls des Patienten mitzählen kann – aber dass ein solches körpereigenes Geräusch einen nervlich so zerrütten kann wie etwa ein Tinnitus, kann sich sicherlich jeder leicht vorstellen.

Die Alternative sind biologische Klappen. Sie bestehen aus tierischem Gewebe, das meist von Rindern oder Schweinen stammt. Die Blutplättchen reagieren auf diesen Ersatz entspannter, das *En-*

docard, also die Tapetenbeschichtung, wird nicht als fremd erkannt. Und es gibt kein störendes Geräusch. Dafür haben die biologischen Klappen aber nur eine begrenzte Lebensdauer. Bei Jugendlichen müssen sie – nicht zuletzt aufgrund des Körperwachstums – in der Regel schon nach sieben oder acht Jahren ersetzt werden. Bei älteren Menschen halten sie länger, jedoch droht bei Wahl einer biologischen Klappe stets die Notwendigkeit eines erneuten Eingriffs. Eine besondere Situation, vor die ein Herzchirurg gestellt werden kann, ist der Einsatz einer Herzklappe bei einem Patienten muslimischen oder hinduistischen Glaubens. Hier sollte natürlich vor dem Klappenersatz geklärt werden, ob ein Implantat vom Schwein oder vom Rind in Frage käme. Meist ist das natürlich nicht der Fall. Und es ist eine doch recht unangenehme Situation für Arzt und Patient, wenn den Beteiligten das Problem erst nach der Operation bewusst wird.

Inzwischen wird eine weitere Variante des Klappenersatzes in Studien untersucht, die in Zukunft besonders für junge Patienten einen großen Fortschritt darstellen könnte: mitwachsende Herzklappen. Sie werden aus menschlichen Herzklappen hergestellt, die im Labor von allen Zellen befreit werden. Nur das Stützgerüst der Klappe bleibt übrig, welches aus Kollagen besteht, einem strukturgebenden Protein, das unter anderem auch in Haut und Knochen zu finden ist. Sobald sie eingepflanzt sind, besiedeln Zellen des Patienten diese Klappen. Sie werden deshalb nicht als Fremdkörper wahrgenommen und reizen weder das Immunsystem noch die Blutplättchen. Und im Gegensatz zu den anderen Ersatzmodellen können diese Klappen bei einem sich noch vergrößernden Herzen mitwachsen. Zurzeit laufen Studien, in denen erste Patienten diese Klappen erhalten.

Transplantationen: Gespendete Herzen

Von den rund 128 000 Herzoperationen in Deutschland im Jahr 2016 waren weniger als 300 Herztransplantationen, obwohl mehr als 700 Patienten auf der Warteliste standen, die ein neues Herz dringend brauchten.

Doch zunächst wollen wir uns diese faszinierenden Operationen vom Grundprinzip her – und unabhängig davon, welches Organ transplantiert wird – etwas genauer anschauen. Auch hier gilt es bestimme Hindernisse zu überwinden, damit das Organ im Körper des Empfängers auch wirklich für längere Zeit seine Funktion ausführen kann.

Das größte Problem liegt im Unterschied der Zelloberflächen. Die Proteine und Strukturen, welche außen an der Zelle anheften, dienen gewissermaßen als Personalausweis gegenüber dem Immunsystem. Wir haben bereits bei der Rhesus-Inkompatibilität von diesen auf der Zelle gehissten Flaggen gesprochen, die die Identität ausweisen. Wer nicht die richtige Flagge vorzeigen kann, wird von den Abwehrzellen enttarnt und vernichtet. Das klingt sehr brutal, entspricht aber ziemlich akkurat der Realität. Unser Körper führt ein sehr strenges Regime. Die Beschaffenheit dieser gehissten Flaggen auf der Zelle hängt direkt mit den Genen zusammen. Jeder Mensch hat eine unterschiedliche Zusammensetzung der vielen verschiedenen Gene. Genau wie jeder einen anderen Fingerabdruck besitzt.

Werden nun also bei einer Transplantation Zellen mit einer anderen Oberflächenstruktur in den Körper eingebracht, greift das eigene Immunsystem diese an. In den allermeisten Fällen ist dieser Angriff auf fremde Flaggen ja sinnvoll, da fremde Zellen mit anderer Oberflächenstruktur in der Regel Bakterien oder Viren sind, welche die Gesundheit bedrohen. Nicht so bei dem ungeborenen Kind mit der Rhesus-Inkompatibilität oder eben bei einer Transplantation. Aber so funktioniert das Immunsystem nun mal – mit Organ-verpflanzungen konnte die Evolution nicht rechnen. Zum einen müssen also, um eine gute Organfunktion zu ermöglichen, Spenderorgane gesucht werden, welche eine möglichst ähnliche Oberflächenstruktur, also eine ähnliche Zell-Beflaggung besitzen wie die körpereigenen Zellen; das erklärt auch, warum Mediziner gerne nahe Blutsverwandte, beispielsweise Geschwister, als Spender wählen, sofern diese bereit dazu sind. Zum anderen wird die Funktion der eigenen Abwehrzellen durch Medikamente heruntergefahren, damit diese eben doch nicht so genau auf die Beflaggung schauen. Diese Medikamente nennt man *Immunsuppressiva*, also Wirkstoffe, die das Immunsystem unterdrücken.

Erst durch eine gute Vorauswahl des Spenderorgans und durch die Unterdrückung der sehr strengen körpereigenen Polizei wird ein möglichst langes Überleben des gespendeten Organs im neuen Körper möglich.

Eine wichtige Unterscheidung ist noch die zwischen einer Lebendspende und der Organspende bei Hirntod. Eine Lebendspende ist nur bei einem Organ möglich, welches entweder zweimal im Körper vorhanden ist (Niere) oder welches auch ausreichend funktioniert, nachdem ein Teil des Organs zwecks Verpflanzung entfernt worden ist (Leber). Bisher wurde keine Möglichkeit gefunden, ohne das Herz (oder auch nur mit einem halben Herzen) zu leben, sodass die Option der Lebendspende hier natürlich nicht besteht und die Spende eines Herzens nur bei gesichertem Hirntod des Spenders möglich ist.

Die Kriterien des Hirntodes, der die Entnahme von Spenderorganen erlaubt, sind entgegen anderer Behauptungen sehr genau definiert. Um jemanden tatsächlich für hirntot zu erklären, also für unwiederbringlich tot, bedarf es eines aufwendigen Verfahrens, das durch zwei unabhängige Neurologen durchgeführt wird, also Spezialisten fürs Gehirn. Diese beiden Ärzte dürfen weder an einer potenziellen Organentnahme oder einer Transplantationsoperation beteiligt sein, noch dürfen sie einem der Ärzte des Operationsteams unterstehen. Es wird alles dafür getan, jegliche Art von Interessenkonflikt bei der Untersuchung auszuschließen.

Im Übrigen erfolgt eine Hirntoddiagnostik auch nicht, um irgendwelche transplantationsgeilen Ärzte mit neuem Material für ihre Operationen zu versorgen. Das Ziel der Ärzte ist es, dem Patienten, der da auf der Intensivstation liegt, so gut wie möglich zu helfen. Dafür müssen sie erst einmal wissen, wie es um ihn steht. Nach meinen Erfahrungen hat kein Arzt es zum Ziel, jemanden für hirntot zu erklären. Erst die Erkenntnis des Hirntods ruft die Frage nach Spenderbereitschaft auf den Plan. Zuvor weiß ja auch keiner der behandelnden Ärzte ganz sicher, wie der Stand der Dinge ist und welche Prognose, also welche Aussicht auf erfolgreiche Behandlung, möglicherweise noch besteht. Denn auch wenn es manchen überraschen mag: Entgegen einer verbreiteten Annahme haben Ärzte Medizin studiert und nicht Hellseherei. Oft hören wir Sätze wie: »Wenn ich nachher zum Pflegefall werde, dann lassen Sie lieber gleich alles sein!« Und auch die (inzwischen zum Glück verbreiteten) Patientenverfügungen sind häufig ganz ähnlich formuliert, wenn es um die Frage geht, ob Wiederbelebungsmaßnahmen gewünscht werden. Die Antwort darauf sollte selbstverständlich Bestandteil so einer Verfügung sein. Aber leider kann niemand, weder Laie noch Arzt, zu Beginn einer Reanimation, also der Herzdruckmassage, wissen, welchen Ausgang diese nehmen wird. Es gibt folgende Möglichkeiten:

- Überleben ohne irgendwelche Einschränkungen, also voller Erfolg;
- zeitweise Minderdurchblutung des Gehirns mit nachfolgender geistiger oder körperlicher Behinderung;
- erfolgloser Wiederbelebungsversuch bei längerer Minder-

durchblutung, Hirntod oder auch Tod anderer weiterer Organe ohne anschließende Möglichkeit zur Transplantation.

Die Diskussion darüber, wie man in seiner Patientenverfügung mit der Frage umgeht, ob eine Reanimation überhaupt erfolgen soll oder ob wir es »lieber gleich alles sein lassen«, krankt also an der falschen Vorstellung, man könne den Ausgang sicher vorhersagen. Das kann man nicht. Zugespitzt gesagt: Wer ausschließen will, nach einer Reanimation als Pflegefall wieder aufzuwachen beziehungsweise an Apparaten zu hängen, der müsste sich konsequenterweise direkt gegen die Durchführung jeglicher Form der Herzdruckmassage entscheiden. Er könnte sich »DNR« (Do not resuscitate) auf die Brust (genauer: auf das Brustbein, denn hier sollte der Helfer ja tief eindrücken) tätowieren lassen und somit auch auf die Chance einer gänzlich erfolgreichen Reanimation verzichten! Es gibt tatsächlich Menschen, insbesondere auch medizinisches Personal, die solche Tätowierungen haben machen lassen aus der Angst heraus, als Schwerbehinderter wieder aufzuwachen.

Solche Überlegungen beim Verfassen einer Patientenverfügung zu berücksichtigen, würde diese Dokumente sehr viel wertvoller machen. Aber natürlich fehlt den meisten Menschen, die eine verständliche Angst vor jahrelangem Dahinvegetieren zwischen Maschinen haben, die Fantasie, sich einen akuten Notfall vorzustellen, nach dessen Beendigung durch eine rechtzeitige Wiederbelebung sie ihr vorheriges Leben in unveränderter Qualität noch jahre- oder jahrzehntelang fortsetzen können – zu ihrer eigenen Freude und der ihrer Angehörigen. Die Vorstellung, am Grab eines 45-jährigen Familienvaters zu stehen, der dort nur wegen einer Tätowierung liegt, die er eigentlich mit einer ganz anderen Situation vor Augen hatte machen lassen, verdeutlicht das Dilemma. Letztlich ist dieses Problem durch Patientenverfügungen nicht hundertprozentig zu lösen. Wir kommen hier in den noch viel heikleren Bereich der Frage, wann man – nach einer nur teilweise erfolgreichen, zur dauerhaften Pflegebedürftigkeit führenden Wiederbelebung – die lebenserhaltenden Maßnahmen beenden darf. In Deutschland nimmt man hier – aus meiner Sicht glücklicherweise – mit einem klaren Verbot ärztlicher Sterbehilfe eine klare Position ein. Aber oft bewertet der nun schwer Erkrankte die eingetretene Situation auch anders. Viele Menschen möchten doch versuchen, mit der Behinderung weiterzuleben, obwohl sie sich das zuvor, als Gesunder, nie hätten vorstellen können.

Ich weiß, dass dies sehr ernste Themen sind, schwere Kost. Auch für uns Ärzte. Denn einzuschätzen, wie eine Patientenverfügung zu interpretieren ist und wie eine Behandlung ausgeht, ist eine der praktisch und ethisch kompliziertesten Entscheidungen unseres Berufs. Und wir haben es leider nicht allzu häufig mit einem uneingeschränkt positiven Ausgang zu tun.

Nicht nur für uns Ärzte, sondern auch für Ihre Angehörigen ist es wichtig, dass diese Fragen zu Ihren Lebzeiten zur Sprache gekommen sind. Denn sonst wird nach Ihrem mutmaßlichen Willen entschieden – und wer weiß, ob Angehörige und Ärzte Ihren Willen richtig mutmaßen. Wir Ärzte stehen zudem unter juristischem Druck – und werden schon deshalb eher zur Reanimation tendieren, wenn der Wille des Patienten unklar ist.

Die Bereitschaft zur Organspende war in Deutschland nie besonders hoch und ist vor einigen Jahren infolge der Transplantationsskandale der letzten Jahre noch einmal deutlich gesunken: Aus mehreren Kliniken hatten Ärzte absichtlich falsche Informationen an Eurotransplant übermittelt. Diese Organisation koordiniert die Zuteilung von Spenderorganen in mehreren europäischen Staaten, die sich bei der Organspende zusammengeschlossen haben. Die betrügenden Ärzte hatten den Zustand ihrer Patienten als ernster dargestellt, als er tatsächlich war, sodass sie bei der Vergabe bevorzugt wurden. Um das Wohl ihrer Patienten ging es den Medizinern dabei anscheinend nicht, auch nicht um Geld – es wurden nicht etwa reiche Privatpatienten bevorzugt. Es ging wohl eher ums Prestige: Die Herren in Weiß wollten mehr Transplantationen an ihrem Zentrum durchführen und dadurch als unangefochtene Experten gegenüber den Kollegen brillieren.

Es ist nachvollziehbar, dass Menschen nach dem Bekanntwerden dieses Betrugs ihr Vertrauen in die Ärzteschaft so weit verloren haben, dass sie keine Organe spenden wollen. Auch wenn an vielen Kliniken alles sauber ablief und in den vergangenen Jahren die Transplantationen an zahlreichen Krankenhäusern noch einmal penibel untersucht worden sind, sind diese Zweifel verständlich.

Allerdings hat die kriminelle Falschangabe von Patientendaten in vier von 24 Lebertransplantationszentren alle anderen, auch die korrekt arbeitenden, in größte Schwierigkeiten gebracht, also letztlich hilfebedürftigen Patienten geschadet. Die Zahl der transplantierten Organe ist von 4 318 im Jahre 2010 auf 2 083 im Jahre 2015 zurückgegangen. Die Spendenbereitschaft ist an einem Tiefpunkt. Immerhin ergeben die Befragungen seit dem Tiefpunkt 2013 einen leicht positiven Trend. Allerdings hat weiterhin nur ein Drittel der Bevölkerung einen Organspendeausweis, auch wenn die Krankenkassen inzwischen gezielt dazu auffordern, sich dafür oder dagegen zu entscheiden. Der häufigste angegebene Grund für die fehlende Aussage bezüglich der Spendenbereitschaft ist »Ich habe mich noch nicht oder zu wenig damit beschäftigt«, der zweithäufigste »bewusst keine Auseinandersetzung mit dem Thema« (zusammen 58 Prozent aller Menschen ohne Ausweis).

Übrigens: Auch wenn Sie Ihre Organe auf keinen Fall spenden wollen, ist es sinnvoll, einen Spenderausweis zu besitzen – und Ihre Ablehnung darin zu dokumentieren. Denn wenn es keine Informationen darüber gibt, ob ein Hirntoter Organe spenden will oder nicht, dann müssen die Angehörigen diese schwierige Entscheidung treffen – in einer ohnehin schrecklichen Situation.

Bei allem Ärger und Misstrauen gilt es zu bedenken: Mithilfe von Organtransplantationen können Leben gerettet werden. Und sogar mit den fehlgeleiteten Spenderorganen wurden Leben gerettet – auch wenn es durch die Manipulationen die Leben anderer Menschen waren als vom gerechten Verteilsystem eigentlich vorgesehen.

Wer sich bereit erklärt, im Fall eines Hirntods seine Organe zu spenden, schenkt anderen, um genau zu sein: bis zu sieben anderen Menschen die Chance, weiterzuleben. Wenn Sie einen jungen Familienvater treffen, der sagt, ohne das gespendete Herz wäre er längst tot; wenn Sie die Lebensgeschichten von ihm und anderen Transplantierten hören; wenn Sie spüren, wie dankbar sie sind – dann ist die Frage, ob und wie man selbst einen Organspendeausweis ausfüllt, leicht zu beantworten. Diese Art der Dankbarkeit hat meiner Meinung nach etwas nahezu Mystisches. Die Art und Weise, wie ein herztransplantierter Patient mir sagte, am Operationstag sei er neu geboren worden, werde ich nie mehr vergessen. Und genauso sollte die Entscheidung über die Spenderbereitschaft davon getragen werden, dass man sich klar macht, wie schnell eines Tages das eigene Leben davon abhängen kann, dass jemand anderes einen solchen Organspendeausweis entsprechend ausgefüllt hat. Ich möchte Sie deshalb anregen, sich mit dem Thema zu beschäftigen. Denn jeder Mensch kann im Laufe seines Lebens zum Patienten werden, der auf Spenderorgane angewiesen ist. Auch Sie.

Schlusswort

Liebe Leserinnen und Leser, nun sind wir am Ende unserer gemeinsamen Reise hinein ins Herz und rundherum durch die Blutbahnen angelangt. Zusammen haben wir auf unser Herz gehört – und diese Musik verstummt auch jetzt nicht, sie spielt beständig weiter. Sie müssen nur kurz die Hand auf den Brustkorb legen, um Ihren Herzschlag zu spüren.

Auch wenn einige Kapitel und insbesondere manche hier präsentierten Ergebnisse von Studien in einem gewollt unterhaltsamen Ton daherkommen, hoffe ich doch, Ihnen die meist schwerwiegenden Entscheidungen und Probleme nahegebracht zu haben, vor denen meine Kollegen und ich täglich stehen.

Und noch eine Bitte meinerseits: Lassen Sie sich nicht durch die vielen verschiedenen Empfehlungen für ein gesundes Leben verrückt machen. In vielen reißerischen Artikeln über Medizin und Gesundheit schwingt die Illusion mit, wir könnten allein durch unser Verhalten zu lang anhaltender Gesundheit gelangen. Ich habe sowohl einen 40-jährigen Mann behandelt, der schlank und sportlich war und keine Risikofaktoren für Herzerkrankungen aufwies, als auch den bereits erwähnten rauchenden und saufenden 87-jährigen Ex-Manager mit Herzinfarkt. Als wäre das nicht genug, musste der junge Mann bei Kammerflimmern reanimiert werden, der Manager hingegen verkraftete alles sowohl psychisch als auch organisch zutiefst unbeeindruckt. Manche sterben mit 35 Jahren an Krebs, andere werden gesund und munter 90 Jahre alt. Sicher kann unser Verhalten die eine oder andere Karte im Spiel unseres Lebens beeinflussen. Wer all diese Karten jedoch mischt und austeilt, weiß ich nicht. Je nach Ansicht mag es Gott oder der Zufall sein, sicher ist jedoch: Wir selber sind es nicht!

Wichtig ist mir, auch hier im Schlusswort noch einmal anzumerken, dass ich ein Sachbuch in hoffentlich laienverständlicher

Form verfasst habe – und kein wissenschaftliches Fachbuch. Die Lektüre kann und soll einem Herzkranken nicht als Ersatz für den Besuch beim Kardiologen dienen. Ein Facharzt für Kardiologie lernt mindestens zwölf Jahre seinen Beruf: sechs im Studium und noch einmal sechs als Assistenzarzt. Ich bin auf dem besten Wege, diesen »Titel« zu erlangen. Aber das dafür notwendige Wissen vollständig in diesem Buch wiederzugeben, wäre für mich vollkommen unmöglich gewesen – und für Sie sterbenslangweilig.

Dennoch hoffe ich, dass meine Co-Autorin Nina Weber und ich diesen einzigartigen Muskel, der ganz ohne unser bewusstes Zutun unablässig arbeitet, etwas mehr in Ihr Bewusstsein gerückt und die eine oder andere Frage, die Sie schon immer interessiert hat, beantwortet haben. Und verbleibe mit – herzlichen! – Grüßen

Felix Schröder,
im Juli 2017

Quellen

Dieser Anhang nennt lediglich die Literatur zu besonders wichtigen oder markanten Passagen sowie zu Studien und Autoren, die im Text ausdrücklich erwähnt werden.

Kapitel 1
Das »Heartsongs«-Projekt des Rey Lab in Boston: http://reylab.bidmc.harvard.edu/heartsongs/

Kapitel 2
Wie viele Zellen hat ein Mensch? Sender R., Fuchs S., Milo R. (2016) Revised Estimates for the Number of Human and Bacteria Cells in the Body. PLoS Biol 14(8): e1002533. https://doi.org/10.1371/journal.pbio.1002533

Erneuerung von Herzzellen: Bergmann O. et al. (2015) Dynamics of Cell Generation and Turnover in the Human Heart. Cell, Volume 161, Issue 7: 1566–1575

Kohlenmonoxid-Werte indischer Verkehrspolizisten: Nair A. J. et al. (2016) Carbon monoxide exposure among police officers working in a traffic dense region of Southern India. Toxicology and Industrial Health, Vol. 33, Issue 1: 46–52

Kapitel 3
Herzinfarkte bei Männern und Frauen in Deutschland: Robert Koch-Institut 2013, Studie DEGS1, Erhebung 2008–2011

Erfahrungen transsexueller Männer: Alter C. (2016) Cultural sexism in the world is very real when you've lived on both sides of the coin. Time http://time.com/transgender-men-sexism

Unterschiedliche Wirkung von Digoxin bei Frauen und Männern: S. S. Rathore et al. (2002) Sex-based differences in the effect of digoxin for the treatment of heart failure. NEJM Oct 31;347(18): 1403–11.

Unterschiedliche Ergebnisse der Post-hoc-Analysen bezüglich Mortalität durch Digoxin-Einnahme: Cardios-News 03/17 (nach *Bavendiek et al. 2017, EHJ*)

Risiken der Antibabypille: www.spiegel.de/gesundheit/sex/antibabypille-birgt-risiken-das-muessen-sie-wissen-a-1068304.html

Kapitel 4
Ist die Mittelmeer-Küche besonders gesund? Überblick über die »Predimed«-Studie und die vielen darauf basierenden Veröffentlichungen: www.predimed.es/publications.html

Schoko-Nascher haben ein gesünderes Herz: Kwok C. S., et al. (2015) Habitual chocolate consumption and risk of cardiovascular disease among healthy men and women. Heart 2015;101: 1279–1287.

Enzymaktivität und Lungenkrebs: Maser E. (2004) Significance of reductases in the detoxification of the tobacco-specific carcinogen NNK. Trends in Pharmacological Sciences, Volume 25, Issue 5: 235–237

Französisches Paradox: Renaud S., Lorgeril M. (1992) Wine, alcohol, platelets, and the French paradox for coronary heart disease. Lancet, 20;339(8808): 1523–1526.

Epigenetik: Biesalski H. K. (2017) Unsere Ernährungsbiographie, München.

Fallbericht über Herzstörungen durch Lakritz: Eriksson J. W. et al. (1999) ife-threatening ventricular tachycardia due to liquorice-induced hypokalaemia. Journal of Internal Medicine; 245: 307–310

Schützt Salzverzicht vor Herzkrankheiten? *Taylor R. S. et al. (2014)* Reduced dietary salt for the prevention of cardiovascular disease. Cochrane Database of Systematic Reviews, *Issue 12. Art. No.: CD009217*

Kapitel 5
Wie Musik das Herz beeinflusst: Trappe H. (2010) The effects of music on the cardiovascular system and cardiovascular health. Heart 2010;96: 1868–1871.

Überblick über die NORAH-Studie: www.laermstudie.de/

Herztode von Trauernden: Carey I. M. et al. (2014) Increased Risk of Acute Cardiovascular Events After Partner Bereavement – A Matched Cohort Study. *JAMA Intern Med.* 174(4): 598–605

Infarkte nach Englands WM-Niederlage 1998: Carroll D. et al. (2002) Admissions for myocardial infarction and World Cup football: database survey BMJ; 325: 1439

Kapitel 6
Informationen zur Herzhose unter www.herzhose.de

Aktive Pendler sind schlanker: Flint E., Cummins S., Sacker A. (2014) Associations between active commuting, body fat, and body mass index: population based, cross sectional study in the United Kingdom. BMJ; 349: g4887

Herztod beim Sex: Parzeller M. et al. (2006) Sudden cardiovascular death associated with sexual activity: A forensic autopsy study (1972–2004), Forensic Science, Medicine, and Pathology, Volume 2, Issue 2: 109–114

Kapitel 7
Blutdruckmessgeräte für zu Hause – Liste mit Geräten mit Prüfsiegel: www.hochdruckliga.de/messgeraete-mit-pruefsiegel

Interview mit Walter Mischel in »Zeit Wissen«: www.zeit.de/zeit-wissen/2015/02/marshmallow-experiment-psychologie-walter-mischel/komplettansicht

Kapitel 8
Das Nordkarelien-Projekt: Puska P. (2002) Successful prevention of non-communicable diseases: 25 year experiences with North Karelia Project in Finland. Public Health Medicine; 4(1): 5–7

Ungewöhnlicher Fall eines Schlaganfallpatienten: Goddeau R. P., Mitchell A. (2009) A Lilt of Finland in Worcester, Massachusetts: A Case of Foreign Accent Syndrome. Neurologica Bulletin 1: 14–16

Luftspritze und Taucherkrankheit: Gordy S., Rowell S. (2013) Vascular air embolism. Int. J. Crit. Illn. Inj. Sci. 2013 Jan–Mar; 3(1): 73–76.

Kapitel 9
Mitwachsende Herzklappen / Arise-Projekt: http://arise-clinicaltrial.eu

Edel Books
Ein Verlag der Edel Germany GmbH

Copyright © 2017 Edel Germany GmbH,
Neumühlen 17, 22763 Hamburg
www.edel.com
1. Auflage 2017

Projektkoordination: Gianna Slomka
Lektorat: Oliver Domzalski
Umschlagfoto: Steven Haberland
Illustrationen: Max Bachmeier
Layout und Umschlaggestaltung: Groothuis. Gesellschaft der Ideen
und Passionen mbH | www.groothuis.de
Lithografie: Frische Grafik
Druck und Bindung: optimal media GmbH, Glienholzweg 7
17207 Röbel/Müritz

Dieses Buchprojekt vermittelte die Agentur Arrowsmith, Hamburg.

Gedruckt auf FSC®-zertifiziertem Papier.

Printed in Germany

ISBN 978-3-8419-0545-1